Idris Lahore: Befreiung von Rückenschmerzen

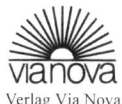

Verlag Via Nova

Idris Lahore

Befreiung von Rückenschmerzen

Die Regeneration
des Rückens basierend
auf dem Yoga der
Derwische

Aus dem Französischen von Rolf Remers

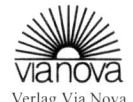
vianova
Verlag Via Nova

Titel der französischen Originalausgabe September 2007:
by Éditions EccE, France
DOS RÉGENÉRÉ:
Fragments de Médecine Derviche
Samadeva Thérapeutique

Übersetzung aus dem Französischen: Rolf Remers

1. Auflage 2009
Verlag Via Nova, Alte Landstr. 12, 36100 Petersberg
Telefon: (06 61) 6 29 73
Fax: (06 61) 96 79 560
E-Mail: info@verlag-vianova.de
Internet: www.verlag-vianova.de / www.transpersonale.de

Umschlaggestaltung: Guter Punkt, München
Satz: Sebastian Carl
Fotos: Pierre Christoph
Anatomische Zeichnungen: Noémie d'Auxiron
Druck und Verarbeitung: Fuldaer Verlagsanstalt, 36037 Fulda

ISBN 978-3-86616-150-4

Gewidmet Pir Kej, Hakim Ançari, meinem Meister und Meister der Hakim-Derwische in Kafiristan, den Überlebenden der kommunistischen Unterdrückung, die von religiösen Fanatikern ermordet wurden. Die Hakim-Derwische haben mich die traditionelle Samadeva-Medizin gelehrt, von der ich Fragmente in die westliche Welt gebracht habe.

Mit Dank an Sheikh Hakim Sayed Safdar Ali Shah, Padma Sri Hakim Abdul Hamid, Dr. Sauvir Ram Kaushik, Dr. Vora Devendra, Dr. Wladimir Padmajeff, Lama Thendron Burang (Illion), Dieter Dorn und seinen Schülern, insbesondere Dr. M. Graulich für die Verfeinerung der Techniken der Gelenk- und Wirbelkorrekturen, Hans Greissing und Adriana Zillo, deren Arbeiten mir die Integration der Anwendung bestimmter Yoga-Übungen in die Gelenkbehandlung ermöglicht haben.

Inhalt

1

EINLEITUNG

EINE EINFACHE, WIRKSAME METHODE IM EINKLANG
MIT DER NATÜRLICHEN WEISHEIT DES KÖRPERS

Eine einfache, wirksame Methode im Einklang mit der natürlichen Weisheit des Körpers

Dieses Buch beschreibt die Auswirkungen, die bereits kleinste Verschiebungen (Mikroluxationen) der Wirbel, die häufig das Ergebnis einer falschen Körperhaltung, einer abrupten Bewegung oder von repetitiven Bewegungsabläufen sind, auf die anderen Körperteile, die Organe und selbst die Psyche haben können. Umgekehrt können emotionale Probleme und Konflikte oder Stress und Krankheiten den Zustand der Wirbel beeinflussen.

Dieses Buch vermittelt das umfangreiche theoretische und praktische Wissen sowie die Weisheit des Therapeutischen Samadeva, der Medizin der Derwische, und gibt damit einen Einblick in die enge Verbundenheit von Wirbelsäule, Körper und Psyche.

Die hier beschriebenen und mit zahlreichen Fotos illustrierten therapeutischen Rücken- und Gelenkübungen (Selbstausrichtung der Wirbel und Gelenke, Therapeutische Arkanas) lindern Rückenschmerzen, regenerieren Rücken und Gelenke und unterstützen die Prävention von Beschwerden und Komplikationen.

Diese einfachen, aber erstaunlich wirksamen Übungen bringen auf sanfte Weise die Wirbel und Gelenke zurück in ihre natürliche Position, so dass Nervenimpulse, Informationen und Energie wieder frei und harmonisch fließen können. Durch die Einbeziehung der natürlichen Weisheit des Körpers erschließen diese Übungen den Prozessen der Selbstregulation und Energetik wieder den Raum, den diese benötigen. Das Ergebnis: Die Regenerationskräfte werden nachhaltig aktiviert und die Degenerationsprozesse verlangsamt oder angehalten.

Dieses Theorie- und Praxishandbuch ist mit seinen detaillierten Beschreibungen eine Referenz sowohl für Berufstätige im Gesundheitswesen (Ärzte, Physiotherapeuten, Osteopathen, Praktizierende der sanften Medizin) als auch Menschen, die ihre Gesundheit verbessern, ihre Schmerzen lindern oder einer Rücken- oder Gelenkerkrankung vorbeugen wollen.

2

HISTORISCHE, WISSENSCHAFTLICHE, PHILOSOPHISCHE UND SPIRITUELLE GRUNDLAGEN DES THERAPEUTISCHEN SAMADEVA

FRAGMENTE DER MEDIZIN DER SABÄISCHEN HAKIM-DERWISCHE

Historische und philosophische Aspekte

Der Therapeutische Samadeva

Das Energiesystem der *Silsillas*

Die Wirbel: Theorie und Praxis

Historische und philosophische Aspekte

Im Verlauf meiner Studien wählte ich die Traditionelle Chinesische Medizin mit der Akupunktur als eine ihrer im Westen bekanntesten Disziplinen als eines meiner Spezialgebiete.

Diese Wahl überraschte niemanden in meinem Umfeld, da man mich als Adepten der Meditation des Zen und Chen Yen sowie Enkel eines weitgereisten Mannes kannte, der im vorrevolutionären China die daoistische Kultur kennen gelernt hatte, deren Stil nach seiner Rückkehr nicht nur die Innengestaltung seines Hauses, sondern auch seine Lebensweise prägte. Mein Großvater war der einzige westliche Schüler eines daoistischen Meisters des Chen Yen, einer besonderen Form des esoterischen Buddhismus. In diesem philosophischen Umfeld war ich aufgewachsen.

Am Ende meines Medizinstudiums absolvierte ich einen „ethnologischen" Besuch bei anderen Freunden meines Großvaters, die Mitglieder einer Bruderschaft von sabäischen *Hakim*-Derwischen aus Kafiristan waren. (Das arabische Wort *Hakim* bedeutet Arzt.) Selbstverständlich interessierte ich mich für deren Heilkunst. Zu meiner großen Überraschung stellte ich fest, dass ihr therapeutisches System auf denselben traditionellen Grundlagen basierte wie das der Traditionellen Chinesischen Medizin. Natürlich gab es formale Unterschiede, aber das Fundament war praktisch identisch. Erst einige Zeit später, während meines Studiums der Geschichte dieser sehr besonderen Bruderschaft der sabäischen *Hakim*-Derwische, habe ich die Verbindung dieser beiden medizinischen Kulturen verstanden. Ihre offensichtliche Verknüpfung mit der ayurvedischen

Medizin der Hindus und der Medizin der Tibeter erkannte ich erst einige Jahre später. Bereits bei der mündlichen Übermittlung der Historie der Derwische hatte mich die große Zahl von Erzählungen über Chinesen erstaunt, die den von meinem Großvater erzählten daoistischen Geschichten sehr ähnlich waren.

Die Erklärung dafür ist, dass diese sabäischen *Hakim*-Derwische den Bruderschaften der Kalandari und Malamati angehören, deren Mitglieder sich im gesamten Orient und Nahen Osten, über Nordafrika und die arabische Halbinsel bis nach China, Russland und Indien verbreitet haben. Die Medizin der sabäischen *Hakim*-Derwische entstand unter dem Einfluss der präislamischen medizinischen Wissenschaft sowie der durch helleno-indo-buddhistische Elemente bereicherten Philosophie des Daoismus.

Zu Ehren und im Gedenken meiner *Hakim*-Meister, die von religiösen Fanatikern in Afghanistan ermordet wurden, gebe ich das weiter, was ich von dem Wissen verstanden habe, das sie mir vermittelt haben. Die Unzulänglichkeiten der Übertragung sind nicht der Ausdruck ihres Unwissens, sondern der Grenzen meines Verständnisses und meiner Interpretation. Meine Nachforschungen haben zu einer Ergänzung dieses Wissens durch andere Techniken geführt, die meiner Ansicht nach eine weitere Bereicherung darstellen.

Die ersten moslemischen Derwische, Händler und Missionare erreichten im 8. Jahrhundert die südöstliche Küste von China. Im Verlauf der nächsten Jahrhunderte, vor allem während der Yuan-Dynastie im 13. und 14. Jahrhundert, erlebten ihre Siedlungskolonien eine Blütezeit. Im 17. Jahrhundert schlugen sie dort während der Eroberung des Landes durch die Mandschus endgültig Wurzeln. Die Bruderschaft der chinesischen Derwische gründete sich in Form eines außergewöhnlichen Synkretismus, in dem sich der klassische Konfuzianismus mit buddhistischen und daoistischen Praktiken zu einer sehr speziellen Form des Islams vermischte. Die sabäischen *Hakim*-Derwische sammelten das konfuzianische, buddhistische und daoistische Wissen und integrierten es in die arabische Sabäer-Medizin.

Dieses medizinische Wissen wurde aufgrund der Verfolgung der sabäischen *Hakim*-Derwische durch orthodoxe Religiöse und vor allem der Ikhwan-Fundamentalisten lange Zeit geheim gehalten. Einer der bedeutendsten Lehrorte der Heilkunst der chinesischen Derwische war die 1741 gegründete „Blühende Moschee" (Hua-Su) in der Region Lin Hsia, die offiziell der Sufi-Bruderschaft Naqshbandiya gehörte. Der Großteil der Derwische gehörte jedoch der Malamati- oder Kalandar-Bruderschaft an. Die Letztgenannten sind Wanderderwische, woraus sich nicht nur ihr daoistisches, sondern auch ihr buddhistisches, hinduistisches und sogar tibetisches Wissen erklärt, das häufig nur im Geheimen weitergegeben wurde. Dieses tibetische Wissen geht zurück auf die vorbuddhistische Bön-Tradition Tibets und wurde in den Klöstern gesammelt. Die meisten dieser Derwische stammten aus Bukara und Samarkand oder aber dem östlichen Turkestan im Nordwesten Chinas, das Mitte des 18. Jahrhunderts in das Kaiserreich von China integriert wurde. Heute ist das östliche Turkestan eine chinesische Provinz mit dem Namen Sin Kiang. Die Malamati und Kalandar waren antikonformistische, heterodoxe, am Rande der Gesellschaft lebende Derwische und dadurch häufig zu einem Leben im Untergrund und einer geheimen Weitergabe ihres Wissens gezwungen. Sie ähnelten den buddhistischen Mönchen oder türkischen Schamanen. Die manchmal auch als die „Perfekten" bezeichneten Malamati und Kalandar lebten, ähnlich wie Buddhisten, vor ihrer Zeit als wandernde Pilger in asketischen Gemeinschaften, deren Klöster allerdings geheim gehalten wurden. Das erklärt ihre Präsenz in Turkestan, aber auch in Afghanistan und insbesondere Kafiristan. Man findet sie auch in Tibet. Bekannt waren sie auch als die „Bruderschaft der Meister" oder als „Sarmung".

Einer der großen Initiatoren der Derwische, der 1694 in Gegenwart der arabischen Scheichs des sabäischen Jemen verstorbene Afaq Khotja, war einer der Hauptväter der chinesischen Derwische.

Der Gründungsmeister des Ordens der Naqshbandi wurde in einem kleinen Dorf nahe Bukara mit dem Namen Qasr-I Hinduwan geboren. Der Ortsname, der das „Schloss der Hindus" bedeutet, geht darauf zurück, dass hier viele buddhistische Inder lebten. Dieser Ort wurde zu einem außerordentlich bedeutsamen Pilgerort, den man sogar „Das kleine Mekka" nannte. Nach Auffassung der chinesischen Moslems, und insbesondere der chinesischen Derwische, waren drei Pilgerreisen an diesen Ort gleichwertig mit der obligatorischen Pilgerreise nach Mekka.

Der Therapeutische Samadeva

Der Samadeva, die Heilkunst der Derwische, ist nicht nur ein wundervolles Instrument zur Herstellung des Wohlbefindens von Körper und Geist, zur Erneuerung von Ausgeglichenheit und zur Stärkung von Lebensenergie, Gesundheit und Vitalität, sondern in den Händen von Gesundheitsspezialisten auch ein therapeutisches Mittel zur Linderung von physischen wie psychischen Leiden und eine ausgezeichnete Methode der Selbsterkenntnis.

Der Samadeva ist eine Therapie, deren Wurzeln in der traditionellen Philosophie liegen, die man gerade wieder neu zu entdecken beginnt und die man heute als „Ökologie" bezeichnet. Die sabäischen *Hakim*-Derwische betrachteten den Menschen als Teil eines Ganzen (Familie, Vorfahren, Nationalität, Region, Land, Gegend, Religion, Nahrung oder Erziehung), mit dem er in einer ständigen wechselseitigen Beziehung steht. Sein Gesundheitszustand ist das Ergebnis der Interaktion aller dieser Einflüsse. Zellen, Organe und Gewebe gelten als Bestandteile dynamischer Kreisläufe, die physische, emotionale und intellektuelle Funktionen miteinander verbinden. Aus Sicht der sabäischen *Hakim*-Derwische haben Muskeln, Gelenke, Organe und Systeme nicht nur eine physiologische, sondern auch intellektuelle und emotionale Funktion. Abhängig von seinem Gesundheitszustand begünstigt ein Organ eine bestimmte Art des Denkens, Empfindens oder Fühlens und beeinflusst außerdem die Funktion anderer Organe, Muskeln und Gelenke.

Eine Krankheit betrifft immer den ganzheitlichen (holistischen) Menschen, und die Symptome sind das Ergebnis der wechselseitigen Beziehung aller physischen und psychischen Prozesse. Diese Sichtweise hatte die moderne medizinische Wissenschaft vergessen, doch Mediziner entdecken sie mittlerweile dank der Neurologie und Neuro-Psycho-Immunologie wieder. Sie ermöglicht der modernen Medizin das Verständnis und die Integration der Grundlagen der traditionellen Medizin sowie zweifelsfrei eine wirksame Befreiung des kognitiven Empirismus vom Aberglauben eines allzu häufig mit der Tradition vermischten Obskurantismus.

Die Wohltaten der Praxis des Samadeva sind heute über jeden Zweifel erhaben. Erforschung und Verständnis der Wirkungsweise des Samadeva befinden sich jedoch noch in den Anfängen und stammen aus anderen Quellen als aus der Arbeit der Praktizierenden der verschiedenen Aspekte dieser Methode. Wissenschaftler und Forscher könnten im Verlauf der kommenden Jahre die Wirkungskraft bestätigen, die Praktizierende im Rahmen ihrer täglichen Erfahrung feststellen. Damit würde sich dem Anwendungsfeld des Samadeva ein noch breiteres Spektrum von Perspektiven eröffnen.

Heute wissen wir, dass der Samadeva sehr positive Auswirkungen auf die Physis, das Gefühlsleben und die intellektuellen Fähigkeiten des Praktizierenden hat. Die Technik der Harmonisierung des Samadeva (Euphonische Techniken, siehe Seite 68) basiert auf komplexen Prozessen in Verbindung mit der Stimulation des Nervensystems über das Rückenmark bis in die Hirnrinde. Die Produktion von Neurotransmittern wie Serotonin oder Endorphine wird ebenfalls angeregt. Elektrische und elektromagnetische Prozesse werden sowohl auf der Zell- als auch Organebene aktiviert.

Darüber hinaus öffnet der Samadeva manchmal den Zugang zur tieferen Dimension der menschlichen Natur, die man früher spirituell oder religiös nannte und die in der Tiefenpsychologie als archetypisch oder essenziell bezeichnet wird. Diese Dimension ist allerdings nur für denjenigen zugänglich, dessen Sensibilität ein Interesse an dieser Art der Forschung weckt. Sie ist ein integraler Bestandteil der Methode, da sie als philosophische Quelle der Entwicklung des Samadeva betrachtet wird.

Das Energiesystem der *Silsillas*

Wie die daoistisch-chinesischen Mediziner beschreiben die sabäischen *Hakim*-Derwische zwölf grundlegende Energiesysteme. (Es bestehen weitere 72 000 Sekundärsysteme.) Die anatomische Basis aller dieser Systeme ist ein Organ, das von Energiekanälen (*Silsillas*) versorgt wird. Diese transportieren die Energie (*Nafa*) in dieses Organ oder leiten sie aus diesem heraus in einen an der Oberfläche des Körpers verlaufenden Hauptkanal (*Hauptsilsilla*). (In der Akupunktur werden diese Kanäle als *Meridiane* und im Yoga als *Nadis* bezeichnet.) Die *Hauptsilsillas* der Schlüsselorgane sind untereinander durch einen Kreislauf verbunden, in dem Energie in parallel verlaufenden Kanälen vom Ober- in den Unterkörper und in umgekehrter Richtung zirkuliert. Die *Silsillas* verbinden darüber hinaus die verschiedenen Körperteile (*Taj*) miteinander.

Basierend auf dem traditionellen Gedanken der Derwische, nach dem die Krankheit das Ergebnis einer Störung des Kreislaufs der Energie (*Nafa*) oder „Information" ist, muss dieser Energie oder Information insbesondere durch die Auflösung eventueller Blockaden wieder ein harmonisches Zirkulieren ermöglicht werden. Ein „harmonischer Kreislauf der Energie" bewirkt eine harmonische Funktion der Zellen und Organe sowie der physischen wie psychischen Abläufe.

„*Der Körper erschafft eine Krankheit, um sich zu heilen*", lehrte Hippokrates und ging davon aus, dass das Symptom der Versuch einer Heilung
ist. Das Symptom (Schmerz, Entzündung) in einem Körperbereich oder
Organ wird nicht als die Krankheit betrachtet, sondern als Anzeichen
einer allgemeinen Störung des Kreislaufs der körperlichen, emotionalen
oder intellektuellen Energie in einem anderen Körperbereich, mit dem
der betroffene Bereich (*Taj*) durch einen durch die Energiekanäle (*Silsillas*) fließenden Energiestrom (oder Informationsstrom) und spezifische
Punkte (*Lataïf* oder Akupunkturpunkt) verbunden ist. Das Wissen um
diese Verbindungen zwischen Körperbereichen und Organen, Systemen
oder Funktionen, vereinfacht den Rückschluss auf bestimmte Krankheits-
ursachen und vor allem die Erkenntnis, welche Technik der Medizin der
Derwische (Bewegung, Konzentration, Visualisierung oder Massage) an-
zuwenden ist.

An dieser Stelle ist anzumerken, dass unsere Techniken die klassischen
Behandlungen durch eine Potenzierung ihrer Wirksamkeit ergänzen.
Dennoch reicht ihre Wirksamkeit in vielen Fällen dazu aus, eine Reihe
von Störungen zu lindern oder zu beseitigen. Die Arbeit des Praktizierenden besteht darin, die Selbstregulation der Energie und die Selbstheilung,
zu der ein Organismus tendiert, im Vertrauen auf die natürliche Intelligenz des Körpers zu unterstützen oder ihm zu ermöglichen, diese wiederzufinden. Die Anwendung der Samadeva-Techniken ersetzt keine anderen
therapeutischen Maßnahmen, die erforderlich sind. Im Gegenteil, denn
diese Techniken ermöglichen vielmehr eine noch größere Schätzung der
Werte und Indikationen dieser Maßnahmen.

Die Wirbel: Theorie und Praxis

In diesem Buch beleuchten wir vor allem die theoretischen Aspekte der Wirbel und deren praktische Umsetzung im Rahmen der Samadeva-Medizin der Derwische. Außerdem zeichnen wir eine Skizze der Theorie der Energie und Information, die in anderen Werken ausführlicher beschrieben sind (siehe „Literatur"). Das ernsthafte historische, ethnologische und anthropologische Studium der großen traditionellen Heilkünste – der Chinesen (Akupunktur), Hindus (Ayurveda) und der erst kürzlich entdeckten Medizin der Tibeter – deckt deren primordiale Quelle auf, die ihnen gemeinsam zugrunde liegt. Andere vertreten die Ansicht, die Samadeva-Medizin der Derwische sei aus unterschiedlichen Quellen entwickelt worden. Wir sind der Ansicht, dass es sich um die Heilkunst der alten Mysterienzentren oder Weisheitsschulen handelt, die von den Derwischen als Medizin der *Hakim* bezeichnet wird. Diese Medizin, die zwischen dem alten Persien und Afghanistan in Kafiristan angesiedelt war, verbreitete sich auf alle Kontinente, nach Indien und über Tibet nach China sowie bis nach Spanien und ganz Europa. Im Verlauf dieser Verbreitung durchlief sie eine Transformation und Anpassung an alle diese Zivilisationen und Kulturen. Die Medizin ist, auch wenn sich der praktizierende Mediziner dessen häufig nicht bewusst ist, immer direkt mit der in einer bestimmten Region dominanten Denkungsweise verbunden.

Die *Hakim*-Medizin wurde von Avicenna gelehrt, dem größten Heilkünstler des Mittelalters, dessen Einfluss auf die westliche Medizin noch wesentlich bedeutsamer ist als die des Hippokrates.

Der Westen hat jedoch unter dem Druck der Religionen und deren Verbote dieses Wissen verloren. Der Körper wurde tabuisiert, die Ärzte wandten sich von dem ab, was wir die „Manuelle Medizin" nennen, die den Körper tatsächlich berührt und ausgehend vom Körper versucht, sowohl die materiellen und physischen als auch die psychischen Elemente zu beeinflussen. Es mag zutreffen, dass die westliche Medizin in dem Versuch der Umgehung des Tabus der Hautberührung, die nach religiösen Auffassungen ein sexuelles Symbol darstellte, ihr Interesse auf das „Innere" des Körpers und ein Eindringen bis in den Zellkern verlagerte.

Körper, Seele, Geist

Alle antiken Heilkünste gingen von der Existenz einer Instanz mit der Bezeichnung „Geist", „Seele" oder „Energie" aus, die alle Funktionen des Organismus reguliert. Die westliche Medizin kennt die Existenz des Regulations- und sogar Selbstregulationssystems; sie kennt die Aufgabe bestimmter Gehirnpartien wie der des Hypothalamus und des vegetativen Nervensystems, schenkt diesen aber sowohl in ihrer Praxis wie auch therapeutischen Sichtweise nur relativ wenig Beachtung. Die neuen Wissenschaften wie die Psycho-Neuro-Endokrino-Immunologie erbringen den Nachweis der Bedeutung dieser Instanz und, über die Lehre der psychosomatischen Medizin hinaus, der direkten Verbindung von der Physis bis zur Psyche des gesamten menschlichen Systems: Körper, Seele und Geist.

DIE WIRBELSÄULE

Wirbelsäule und Gesundheitszustand

Anatomische Elemente

Wirbelsäule und Gesundheitszustand

Die Wirbelsäule bildet nicht nur die Stütze des gesamten Körpers, sondern auch die Schutzhülle des Rückenmarks, in dem alle Nervenstränge verlaufen, die Gliedmaßen und Organe innervieren und auch mit dem Gehirn verbunden sind. Auf der Höhe eines jeden Wirbels verlassen zwei Nervenstränge die Wirbelsäule, die sich in immer feinere, zu den kleinsten Körperpartien verlaufende Verästelungen unterteilen und eine direkte Kommunikation mit dem Gehirn ermöglichen.

Die kleinste Verschiebung oder Mikroluxation eines Wirbels kann den Übertragungsweg der Nerven blockieren und somit eine erneute Ausrichtung dieses Wirbels in seine natürliche Position erforderlich machen. Die Folge dieser Mikroluxation können nicht nur Rückenschmerzen, einen Torticollis (Schiefhals), eine Lumbago, Ischias oder eine andere Neuralgie sein, sondern auch Schmerzen und Erkrankungen in Verbindung mit allen vom eingeklemmten Nervenstrang innervierten Organen. Eine Erkrankung der Nieren, des Verdauungstrakts oder der Eierstöcke, Hör- oder Sehstörungen, Migräne oder Gedächtnisverlust, Konzentrationsstörungen oder Depressionen, Schmerzen in den Hüft- oder Kniegelenken: Der Auslöser aller dieser Probleme kann eine Wirbelverschiebung sein.

Die Ursachen einer Mikroluxation der Wirbel sind vielfältig. Einige der häufigsten sind mechanischer Art, wie die Verschiebung des Beckens durch eine falsche Sitzposition im Büro, im Auto, im Fernsehsessel oder einfach durch die Angewohnheit des Übereinanderschlagens der Beine. Diese falschen Positionen führen zu schmerzhaften Verspannungen der

auf beiden Seiten neben der Wirbelsäule liegenden Muskeln und schließlich zu Verschiebungen der Wirbel.

Die Anwendung der Rückentechniken des Samadeva bewirkt eine Entspannung der neben der Wirbelsäule liegenden Muskeln sowie eine Entlastung der Wirbel und der von ihnen ausgehenden Nerven. Mit diesen
Techniken lassen sich die meisten Krankheiten äußerst wirkungsvoll beeinflussen und der allgemeine Gesundheitszustand verbessern. Durch die
Wiederausrichtung der Wirbelsäule in ihre natürliche Position ermöglichen wir dem Körper eine erneute Funktion unter optimalen Bedin-
gungen. Betrachten wir eingangs aber einige grundlegende Aspekte der
Wirbelsäule.

Anatomische Elemente

Die Wirbelsäule wird durch übereinander liegende Wirbelkörper gebildet. Diese werden von Bandscheiben getrennt sowie von Sehnen und Muskeln verbunden und stabilisiert. Die Wirbelsäule ist nicht gerade und starr, sondern verläuft vom Becken in mehreren Kurven aufwärts. Eine gesunde Wirbelsäule weist keine Seitenverschiebung oder Rotation der Wirbel (Skoliose) auf.

Die Wirbelsäule ist eine auf dem Becken und den Beinen ruhende Gelenkachse, die bis zum Schädel verläuft und mit den oberen Extremitäten und den Rippen verbunden ist. Diese Skelettachse wird von mehreren Muskelschichten von unterschiedlicher Länge gestützt. Einige verbinden einzelne Wirbelkörper, andere mehrere Abschnitte der Wirbelsäule. Wieder andere verlaufen über dem Rücken und verbinden den Abdomen, die Gliedmaßen und den Brustkorb (Thorax).

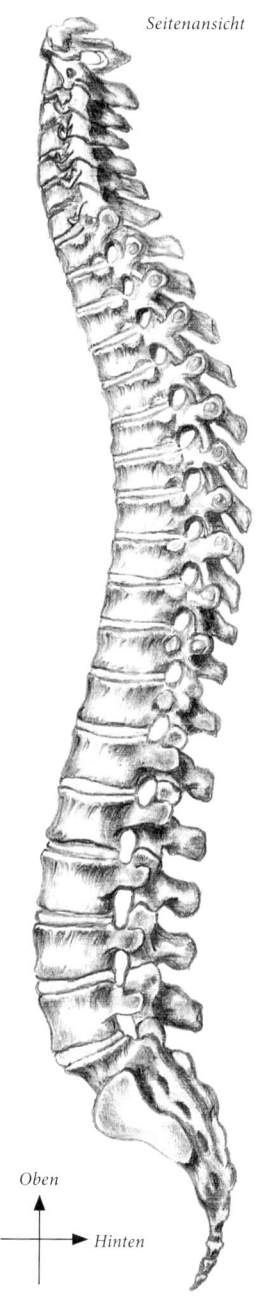

Seitenansicht

Oben

Hinten

Jeder Abschnitt der Wirbelsäule weist eine spezifische Krümmung oder Kurve auf: Die Halswirbelsäule wölbt sich leicht nach vorne (Lordose), die Brustwirbelsäule leicht nach hinten (Kyphose), die Lendenwirbelsäule erneut nach vorne und das Kreuzbein (Sakrum) wieder nach hinten.

Es gibt also eine Brustwirbelkyphose sowie eine Lenden- und Halswirbellordose. Diese Krümmungen sind physiologisch normal.

Eine pathologisch zu starke Krümmung oder in einem anderen als dem physiologisch normalen Bereich wird als Hyperkyphose oder Hyperlordose bezeichnet. Eine weitere Anomalität ist die seitliche Verschiebung (Skoliose) der Wirbelsäule.

Eine normal beschaffene menschliche Wirbelsäule weist niemals eine seitliche Verschiebung auf.

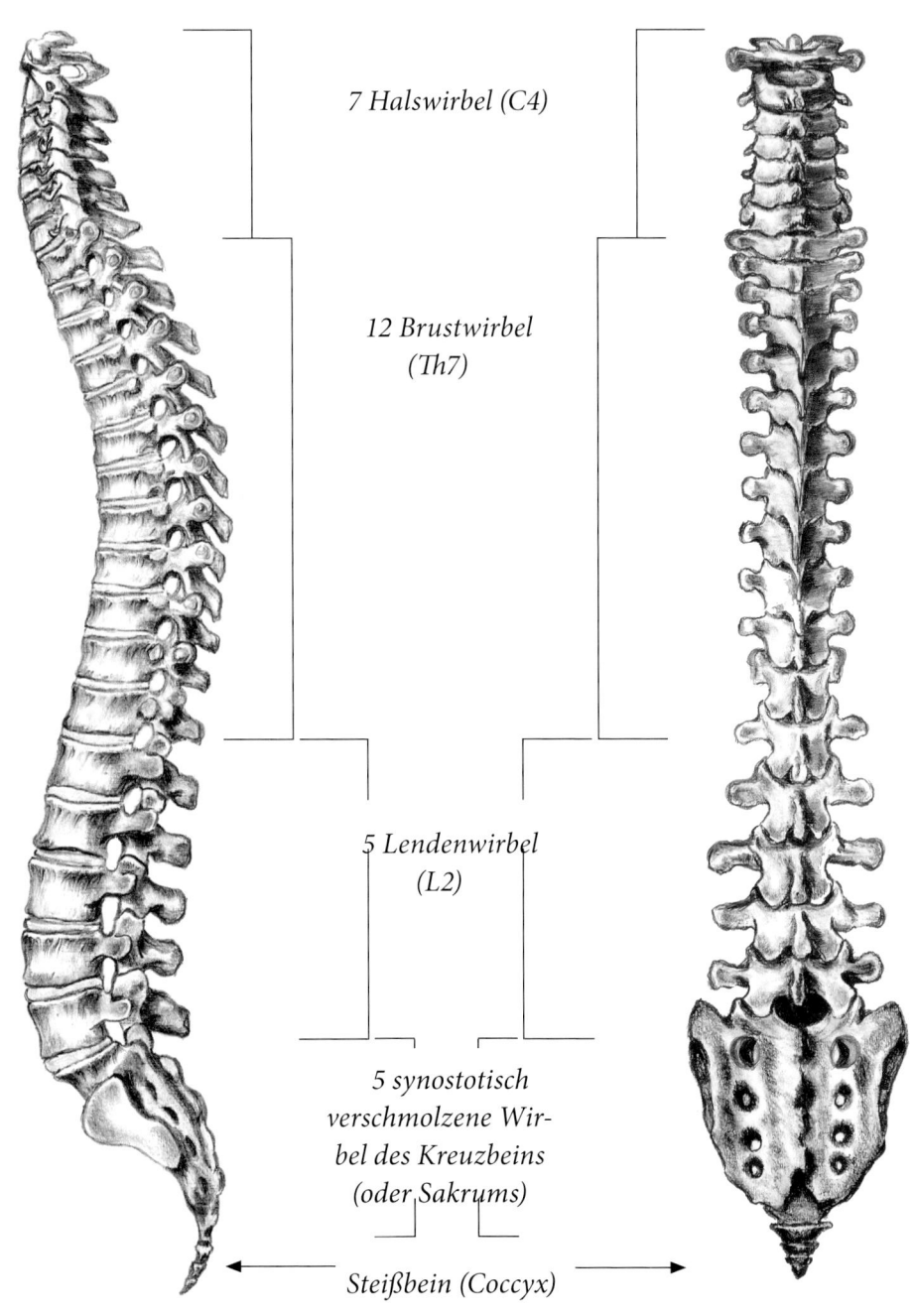

7 Halswirbel (C4)

12 Brustwirbel
(Th7)

5 Lendenwirbel
(L2)

5 synostotisch
verschmolzene Wir-
bel des Kreuzbeins
(oder Sakrums)

Steißbein (Coccyx)

Seitenansicht

Rückansicht

34

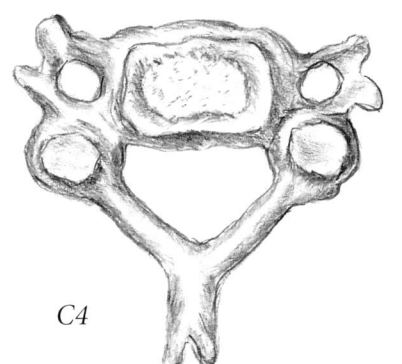

C4

Dicke und Form der Wirbelkörper
ändern sich je nach ihrer Position im
Hals-, Lenden- oder Sakrumbereich
der Wirbelsäule. Ihr Unterschied beruht größtenteils auf dem Gewicht,
das sie tragen müssen.

L2

An der Vorderseite des
Körpers befinden sich
die stärksten Knochen-
elemente, also die Wir-
belkörper. Im Rücken-
bereich befindet sich
der Wirbelkanal mit
dem darin gelegenen
Rückenmark.

Wirbelkörper

Wirbelkanal

Vorne

Rechts

Draufsicht

An den Seiten befinden sich
die Querfortsätze und auf
der Rückseite der Dornfortsatz.

Querfortsätze

TH7

Dornfortsatz

Die Halswirbel

Die Wirbelsäule hat sieben Halswirbel. Der erste mit der Bezeichnung C1 oder Atlas stützt den Kopf. Seine Form unterscheidet sich von allen anderen Wirbeln dadurch, dass er auf der linken und rechten Seite vier fast glatte Flächen besitzt, davon zwei an der Ober- und zwei an der Unterseite. Auf diesen ruht der Kopf, der sich auf den beiden oberen Flächen drehen kann. Über die glatten unteren Flächen befindet sich der Atlas in Kontakt mit dem auch als Axis bezeichneten Wirbel C2, der ebenfalls auf dieser glatten, ebenen Fläche gleiten kann. Dieser zweite Wirbel (Axis) besitzt an der Oberseite einen „Zapfen" (*Dens axis*), der sich in den Wirbel C1 (Atlas) fortsetzt und nicht nur verhindert, dass dieser in eine Richtung verrutscht, sondern ihm auch ermöglicht, sich um diesen „Zapfen" herum zu drehen.

Axis

Rückansicht und Draufsicht

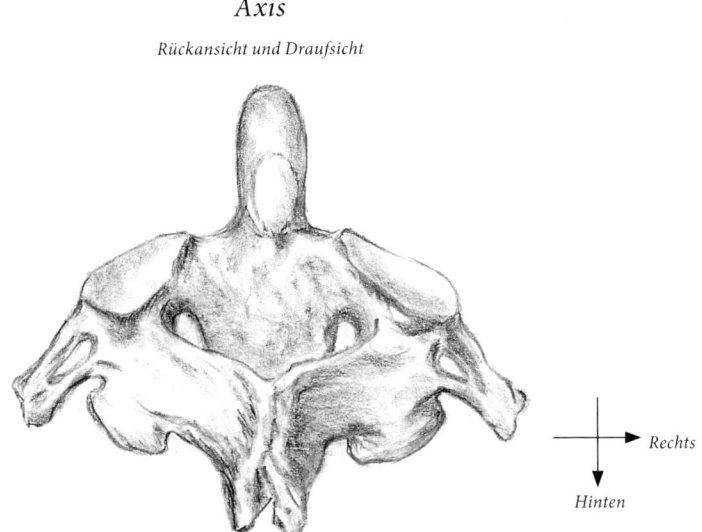

Rechts

Hinten

36

Atlas

Draufsicht

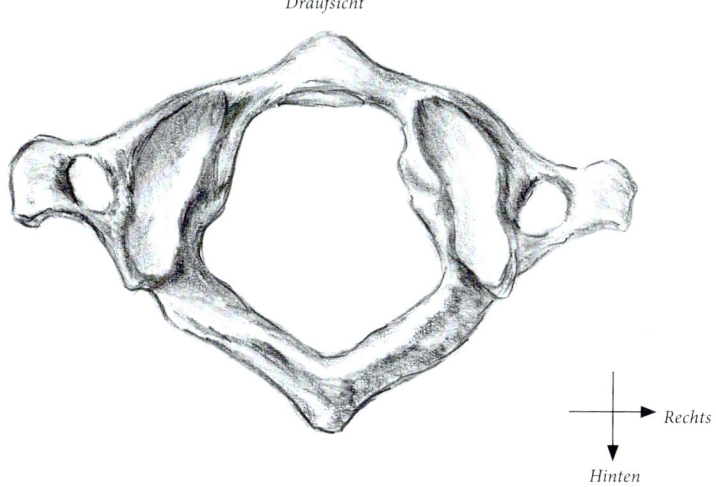

→ *Rechts*

↓ *Hinten*

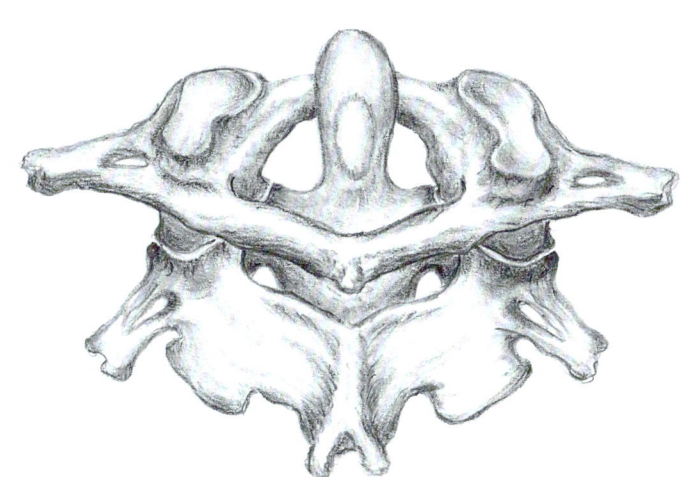

Atlas, Axis

Rückansicht und Draufsicht

Die fünf restlichen Halswirbel sind ähnlich wie alle anderen Wirbel ge-
formt. Zwischen jedem Wirbel befindet sich eine aus Knorpelgewebe be-
stehende Bandscheibe.

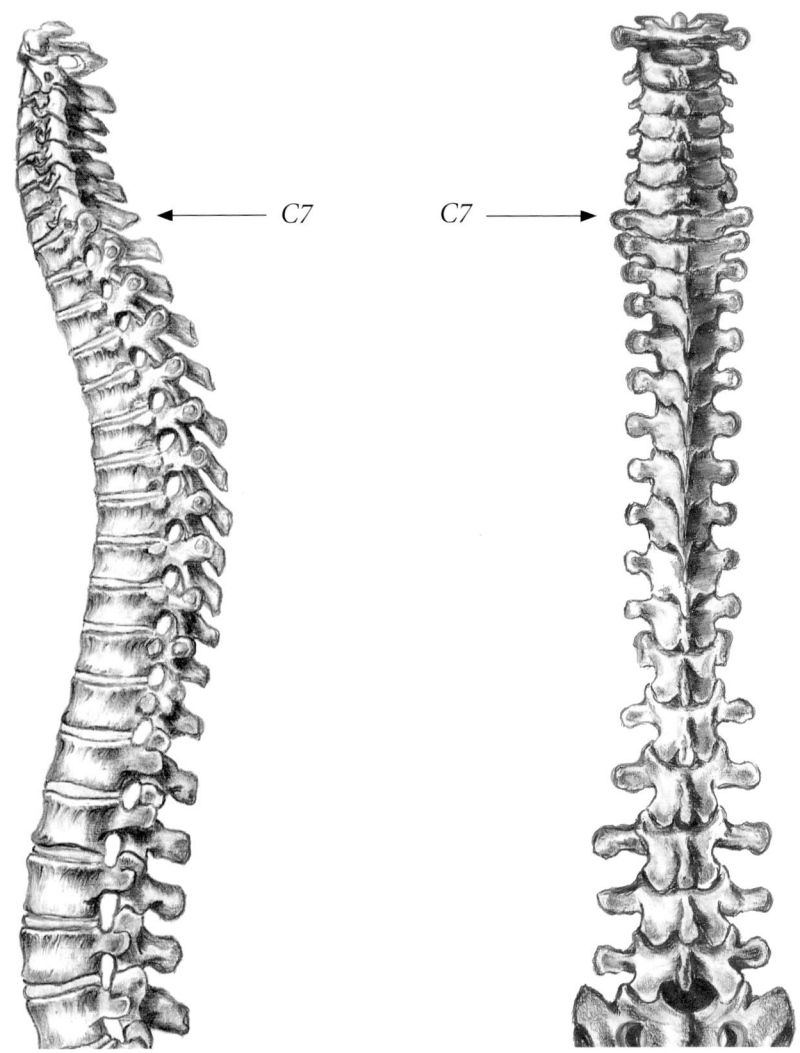

C7 ←   *C7* →

⬤ Vertikal sind die Halswirbel zwischen C2 und C6 in einem Winkel von rund 45° angeordnet. Der 7. Halswirbel hat zwei unterschiedliche Winkel: Aufwärts in Richtung C6 bildet seine Kontaktfläche einen Winkel von rund 45°, während seine Kontaktfläche mit dem ersten Brustwirbel wie der Rest der Wirbelsäule einen Winkel von rund 90° beschreibt. Dieses Wissen ist unverzichtbar für die korrigierenden Ausrichtungen der Wirbelsäule.

⬤ Diese flexible Gruppe der Halswirbel stützt den Schädel und Nacken. Die Aufrechthaltung des Kopfes bewirkt und bewahrt ihre Krümmung. Der erste Wirbel (Atlas) und zweite Wirbel (Axis) sind ebenso eine Besonderheit wie der siebte Wirbel mit seinem Dornfortsatz. Die Öffnungen der Querfortsätze von C6 bis C1 ermöglichen den Verlauf des Wirbelkanals zum Gehirnstamm.

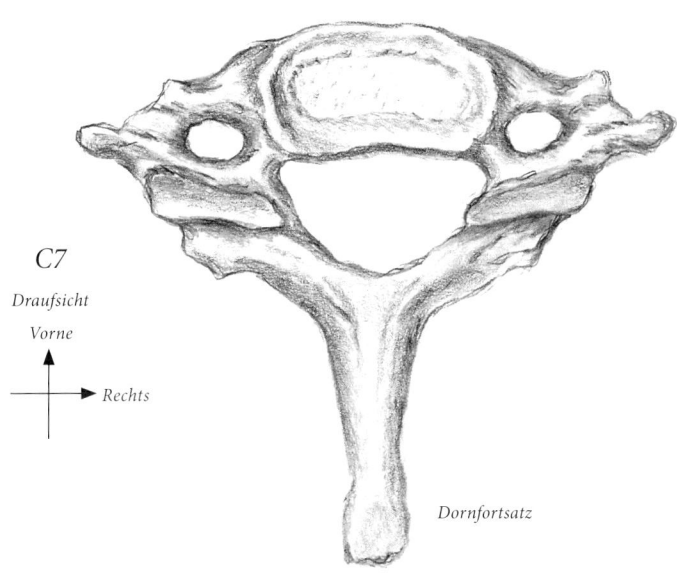

C7

Draufsicht

Vorne

Rechts

Dornfortsatz

Die Brustwirbel

Die zwölf Brustwirbel (auch als Dorsalwirbel bezeichnet) und vierund-zwanzig Rippen, mit denen sie durch Gelenke verbunden sind, stützen den Brustkorb. Charakteristisch für die Brustwirbel sind ihre langen, dünnen Dornfortsätze, ihre herzförmigen Wirbelkörper sowie ihre seit-lichen Gelenkfortsätze für die Rippen.

Wie die Halswirbel, die sich mit ihrem Abstand zum Atlas allmählich verdicken, werden auch die Brust- und Lendenwirbel die Wirbelsäule ab-wärts immer kompakter und größer.

Vom seitlichen Gelenk-fortsatz eines jeden Brust-wirbels geht ein Rippen-paar aus, das zum Schutz von Lunge und Herz den gesamten Brustkorb um-spannt.

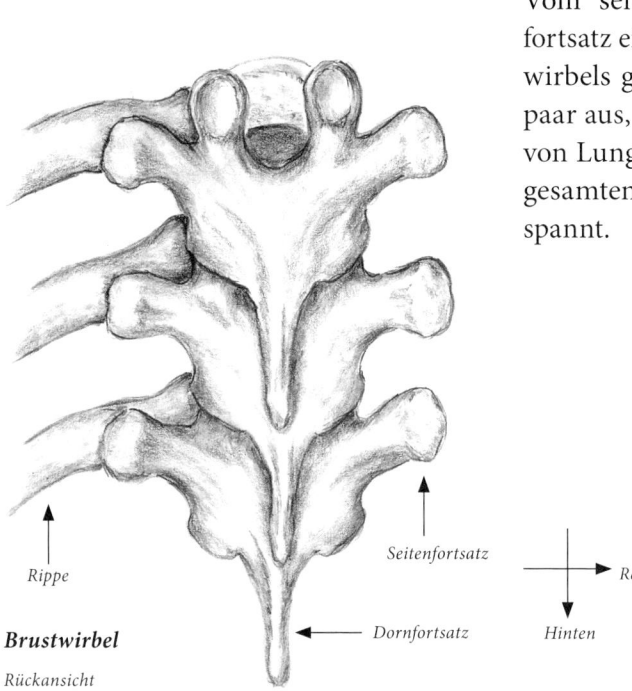

Rippe

Seitenfortsatz

Rechts

Brustwirbel

Rückansicht

Dornfortsatz

Hinten

40

Das erste Rippenpaar schließt sich an der Vorderseite des Körpers und ist am Sternum (Brustbein) fixiert. Die ersten sieben Rippenpaare sind über ein Knorpelgewebe am Sternum befestigt, die drei folgenden Rippenpaare sind untereinander und durch ein Knorpelgewebe mit dem siebten Rippenpaar verbunden. Das elfte und zwölfte Rippenpaar bilden die „freien" Rippen, die als „rudimentäre" Rippen bezeichnet werden. Diese sind nicht mit dem Knorpelgewebe verbunden. Auf der Rückseite verbindet ein Gelenk die Rippen mit den Wirbeln.

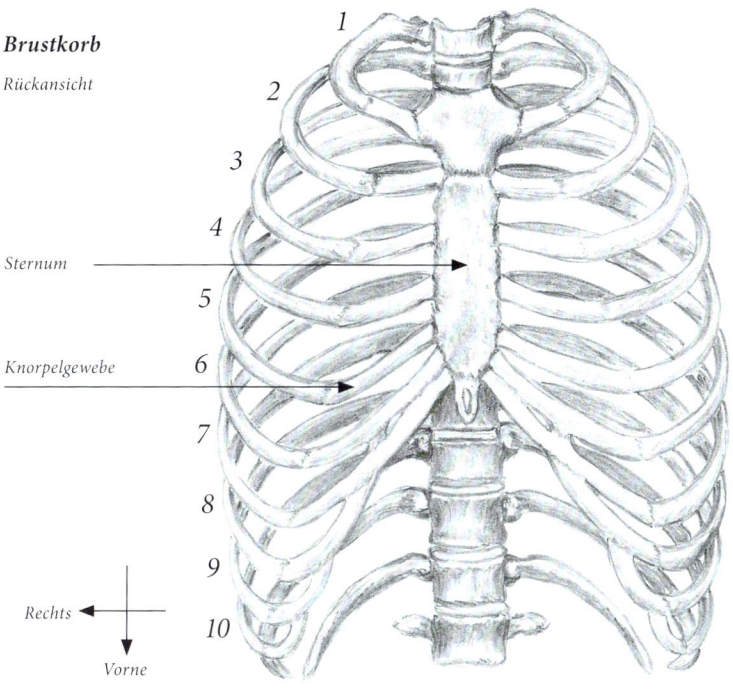

Wahre Rippen (1 bis 7), falsche Rippen (8,9 und 10), rudimentäre Rippen (11 und 12)

Die Lendenwirbel

Die massivsten Wirbel der Wirbelsäule, die Lendenwirbel, tragen einen Großteil des Körpergewichts und
halten die Wirbelsäule über dem Sakrum im Gleichgewicht. Die Lordose der Lendenwirbel unterstützt
die Aufrechthaltung des Körpers und den aufrechten
Gang.

Diese Wirbelgruppe ist relativ beweglich. Wenn man
den Körper aufrichtet, wird auf ihre Bandscheiben
häufig ein starker Druck ausgeübt.

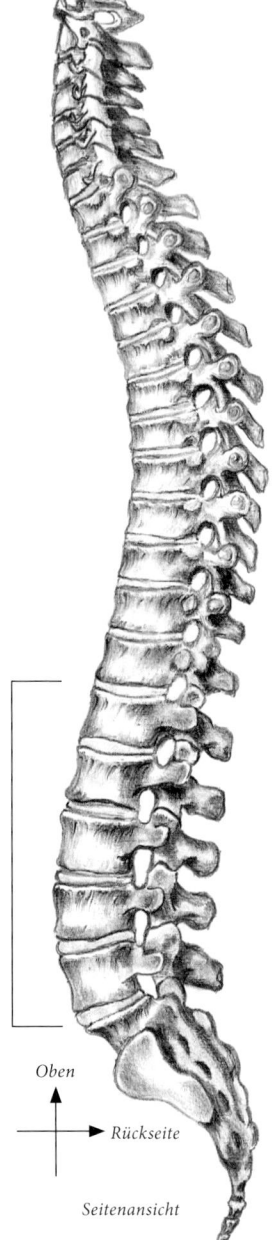

Lendenwirbel

Rückansicht

Rechts

Hinten

Oben

Rückseite

Seitenansicht

Das Sakrum

Unterhalb der Lendenwirbel befindet sich das Sakrum (Kreuzbein), das mit fünf synostotisch verwachsenen Wirbeln ein einzigartiges Knochengebilde formt. Es ist über Gelenke mit den Beckenknochen verbunden, unterstützt die Stabilität der Wirbelsäule und überträgt das Körpergewicht auf die Beine. Die Wirbelsäule endet mit dem Steißbeinknochen (*Coccyx*), der durch die Verwachsung der zwei bis vier Wirbelrudimente gebildet wird.

Sakrum
Beckenseite

Steißbein

Rechts

Vorne

Rückansicht

Die Funktionen der Wirbelsäule

● **Schutz des Rückenmarks**: Alle Informationen (Informationen = Bio-elektrizität = Energie) des zentralen Nervensystems an alle anderen Körperpartien werden über das Rückenmark übertragen. An der Vorderseite in Bauchrichtung sind die Wirbel wie Hohlblocksteine mit einem Loch in der Mitte übereinander geschichtet. In diesem geschützten Hohlraum der Wirbel verläuft das Rückenmark. An der Rückseite befinden sich die beweglicheren Teile der Wirbelsäule mit den verschiedenen Wirbelelementen, das heißt den Seiten- und Dornfortsätzen.

● **Stabilität und Beweglichkeit**: Entlang der gesamten Wirbelsäule werden die Wirbel, wie das Rückenmark von den Wirbeln, von einem festen System aus Sehnen und Muskeln unterschiedlicher Größe und Ausrichtung eingefasst. Diese Muskulatur verleiht der Wirbelsäule gleichzeitig eine außergewöhnliche Stabilität und Beweglichkeit. Die meisten Blockaden und Mikroluxationen stehen in Verbindung mit diesen Muskeln, an denen auch die Einstichpunkte der Akupunktur liegen, die ein erneutes Fließen der Energie (Information) entlang der Meridiane bewirken.

Die Bandscheiben

Eine Bandscheibe (auch als Zwischenwirbelscheibe bezeichnet) ist ein rundes Knorpelgewebe, das zwei Wirbel miteinander verbindet. Er setzt sich zusammen aus einem äußeren Ring, der einen gelatineartigen Kern umschließt. Dieser besteht zu achtzig Prozent aus Wasser und verleiht der Bandscheibe ihre hohe Elastizität. Die Beweglichkeit und Flexibilität der Wirbelsäule sind abhängig von der Qualität dieser Bandscheiben. Eine Besonderheit zeichnet die Bandscheibe aus: Sie wird nicht durchblutet, sondern „ernährt" sich vom umliegenden Knochengewebe, allerdings unter der Voraussetzung, dass der auf ihre Kontaktflächen ausgeübte Druck nicht zu stark ist, denn unter einem zu hohen Druck kann sie sich nicht mehr ernähren. Dann degeneriert sie, als würde sie austrocknen. In einer korrekten und entspannten Liege- oder Sitzposition ist ihre Regeneration möglich. Eine normale Sitzhaltung übt auf die Bandscheiben einen Druck von fast 150 Kilogramm mit den vorstellbaren Abnutzungserscheinungen aus, deren Folgeschäden bei Menschen, die lange sitzen, bekannt sind. Eine weitere Entlastungsmethode für die Bandscheiben ist ein regelmäßiges Aufstehen zur Mobilisierung der gesamten Wirbelsäule durch einige gezielte Bewegungen wie die der Übungen der *Euphonischen Gestik des Samadeva*, beispielsweise der „Ausdehnung der Lebensfreude" (siehe Seiten 202 bis 203). Die Wirkung ist nicht nur biomechanisch, sondern auch bioenergetisch, da die Energie wieder frei fließen kann. Rückenschmerzen sind also nicht, wie man seit langer Zeit glaubt, ausschließlich die Folge einer altersbedingten Abnutzung der Bandscheiben. Statistiken besagen, dass der Großteil der Menschen zwischen dem vierzigsten und sechzigsten Lebensjahr am häufigsten über Rückenschmerzen klagt. Nach dem sechzigsten Lebensjahr besteht eine Tendenz, den Rücken weniger zu spüren. Unserer Ansicht nach haben Rückenschmerzen meistens eine psychologische Ursache: Die Seele beklagt sich, nicht die Bandscheibe oder der Wirbel. Auch in diesem Punkt sind die medizinischen Statistiken von Bandscheibenoperationen relativ: Nur ein Eingriff von fünf, das heißt zwanzig Prozent, ist wirklich notwendig. Rückenprobleme sind in Wirklichkeit der Ausdruck einer Unzufriedenheit mit dem Leben, die nicht auf körperlichen, sondern psychischen Belastungen beruht und die man nicht länger ertragen kann oder will: Unzufriedenheit im beruflichen oder familiären Rahmen (Lebenspartner, Kinder), Unzufriedenheit mit dem Leben oder der eigenen Person. Die Wirbelsäule weist uns darauf hin, wie wir uns dem Leben stellen: geduckt und verspannt oder aufrecht und flexibel. Ein Rücken, der sich unter der psychischen Last des Lebens krümmt, bewirkt einen zu Boden gerichteten Blick. Ein „gerader" Rücken ermöglicht einen auf den Horizont gerichteten Blick: Das Leben liegt vor und nicht unter uns!

Operative Indikationen für Ischias:

- Sensitive Defizite (Hyposthesie oder Anästhesie)
- Motorische Defizite (Paräsie, Lähmung)
- Abolition eines Reflexes (Achilles-, Patellasehnenreflex)
- Ischias-Hyperalgie, die alle Berührungen verbietet.

HEILEN ÜBER DIE WIRBELSÄULE

Die natürliche Weisheit des Organismus

Die regulierende Energie: *Silsilla* und *Lataïf*

Funktionseinheit oder *Makam*

Die Grundprinzipien der *Hakim*-Medizin

Psychosomatische Medizin

Die natürliche Weisheit des Organismus

Nachstehend beschreiben wir unsere moderne Umsetzung und Interpretation der Prinzipien und Konzepte der Medizin der *Hakim*-Derwische. Aufgrund ihrer eingeschränkten Möglichkeiten der Versorgung mit und Konservierung von medizinischen Substanzen und der Verwendung von Pflanzen, Mineralien und tierischen Stoffen war diese Medizin vor allem eine manuelle Medizin, die physische und psychische Gesundheit mit dem Zustand der Gelenke, Gliedmaßen und insbesondere der Wirbelsäule verband.

Die Derwisch-Medizin orientiert sich an einer günstigen, pflegenden, lindernden und auch heilenden Beeinflussung mentaler und körperlicher Erkrankungen durch eine sanfte, korrigierende Ausrichtung der Wirbel und Gelenke, die Nervenimpulsen, Informationen und der Energie eine harmonische Zirkulation ermöglicht.

Ihr Grundprinzip geht davon aus, dass die Wirbelsäule die Verbindung zwischen der kybernetischen Zentrale, das heißt dem zentralen Nervensystem (Neocortex mit ihren beiden Hemisphären, Limbisches Gehirn, Reptilisches Gehirn, Hypothalamus, Thalamus, Hypophyse, Epiphyse usw.) und allen anderen Körperpartien bildet.

Die Wirbelsegmente

Jedem Wirbel entspricht ein spezielles Segment. Dieses Segment steht in Verbindung mit einem Haut-, einem Muskel- und einem Knochensegment sowie einem spezifischen Organ.

● Die Wirbelsäule empfängt die Informationen direkt von den verschiedenen Segmenten und Innenorganen und leitet sie an das Gehirn weiter. In gleicher Weise überträgt das zentrale Nervensystem über die Wirbelsäule alle regulierenden Informationen an jedes dieser Segmente und Innenorgane. Es handelt sich daher um ein im wechselseitigen Verhältnis stehendes System: ein veritables Informatik- und Kybernetiksystem.

● Es ist offensichtlich, dass eine gute Übertragung der Informationen und (beispielsweise bioelektrischen) Energieimpulse, die gleichzeitig vom Gehirn und den Organen ausgehen, vom Funktionszustand der Wirbelsäule abhängt.

Die Wirbelsegmente

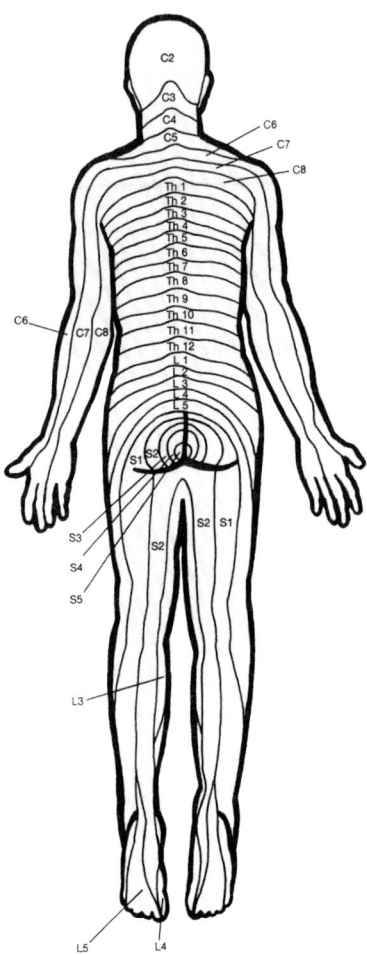

Ein veritables Informatik- und Kybernetiksystem

50

Der Selbstregulationsprozess

Der Prozess der Selbstregulation ermöglicht die „Vernarbung" und re-
agiert auf alle von außen oder innen kommenden Angriffe mit dem Versuch, wie bei der Temperaturregelung oder, allgemeiner ausgedrückt,
beim Prinzip der Homöostase, ein konstantes Gleichgewicht wiederher-
zustellen. Dieselbe Kraft der Selbstregulation ermöglicht dem Organismus ein harmonisches Wachstum, indem sie während des Wachstums-
und Krankheitsprozesses fortwährend das Gleichgewicht wiederherstellt.
Dieser Prozess der Selbstheilung, diese natürliche Weisheit des Organismus, dieses kybernetische Programm wird vom zentralen Nervensystem gesteuert, ist aber auch in allen Zellen des Körpers präsent. Diese
gleichzeitig elektrische, energetische, biochemische und biophysikalische
Wechselbeziehung zwischen der kleinsten Körperzelle und dem Gehirn
ermöglicht dem Organismus die konstante Bekämpfung von Krankheiten. Im Prinzip interveniert der Arzt dann, wenn der Körper eine Krankheit nicht länger autonom und natürlich, das heißt, wenn dieser Selbstregulationsprozess die pathogenen Elemente nicht länger bekämpfen kann.

*Die Heilkunde der **Hakim**-Derwische belebt durch ihre Anwendung auf
die Wirbel und Gelenke den selbstregulierenden Informationsfluss zwischen dem Gehirn und der kleinsten Körperzelle.*

Ist der Informationsfluss zwischen Gehirn, Innenorganen und Zellen über
die Wirbelsäule und den weiter oben erwähnten Wirbelsegmenten auf
elektrischer, biophysikalischer, biochemischer, energetischer oder anderer
Ebene blockiert, das heißt, lässt sich diese Verbindung aufgrund einer
Blockade auf der Ebene der Wirbelsäule nicht mehr richtig herstellen,
entwickelt sich die Krankheit weiter und führt zu einer Störung, einer
chronischen Erkrankung oder zum Tod.

Hat diese obligatorische Passage durch die Wirbelsäule einen Angriff erlitten, erreichen Informationen ihre Ziele nicht länger auf die richtige Weise. Das Ergebnis: Der Blutkreislauf ist gestört, eine Entzündung kann sich entwickeln, das Immunsystem wird geschwächt, die Funktion der Zellen und Organe ist beeinträchtigt. Hervorzuheben ist, dass der Informationsfluss in beiden Richtungen, von den Organen zum Gehirn und vom Gehirn zu den Organen, gestört ist, und diese Störung zu erheblichen Dysfunktionen führt. Es sind diese Mechanismen, die wir genauer studieren werden.

Ramifikation der Wirbelnerven

Auf der Ebene eines jeden Segments der Wirbelsäule, eines jeden Wirbels, treten Wirbelnerven links und rechts aus dem intervertebralen Foramen (lat., *Loch*) hervor, die sich in vier Nervenäste (lat. *ramus*) unterteilen:

● *Ventraler oder vorderer Ramus*: Dieser überträgt die natürlichen Gefühle wie Schmerz und Bewegungsimpulse.

● *Dorsaler oder hinterer Ramus*: Dieser innerviert die Rückenmuskeln für deren auf Spannung basierende Stützfunktion und überträgt Schmerzgefühle, wenn diese Spannung zu groß wird.

● *Kommunizierende Rami*: Diese sind Teil des sympathischen Nervensystems, das gemeinsam mit dem parasympathischen Nervensystem das vegetative Nervensystem bildet, das man auch als autonomes Nervensystem bezeichnet, da es nicht der Kontrolle des Willens unterworfen ist. Die kommunizierenden Rami sind links und rechts der Wirbel mit den sympathischen Ganglionen verbunden, wo sie zu den splanchnischen Nerven werden. Diese innervieren die Innenorgane des Körpers. Man kann davon ausgehen, dass die Informationen in diesen Ganglionen vom autonomen

Nervensystem zum Rückenmark und umgekehrt sowie anschließend vom Rückenmark zum Gehirn und umgekehrt fließen.

● *Meningealer Ramus*: Dieser bildet den Hirnhautast und innerviert das Rückenmark.

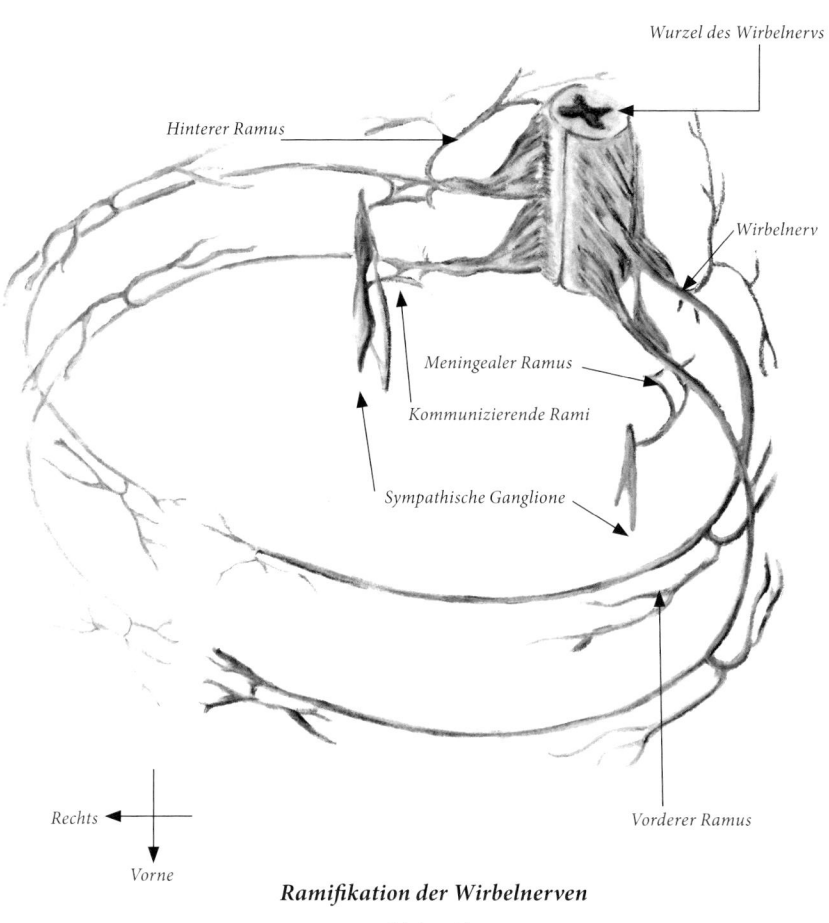

Ramifikation der Wirbelnerven

Rückansicht

Das autonome Nervensystem

Rückenansicht

● Das autonome Nervensystem – oder sympathische und parasympathische vegetative Nervensystem – umschließt alle Blutgefäße unseres Organismus. Wie bereits weiter oben erwähnt, sind die Gefäße und das vegetative Nervensystem ebenfalls direkt mit den Wirbelsegmenten verbunden.

● Die Nervenimpulse zirkulieren im Nervensystem und insbesondere in der von der Wirbelsäule und ihren Segmenten gebildeten Verbindungsachse.

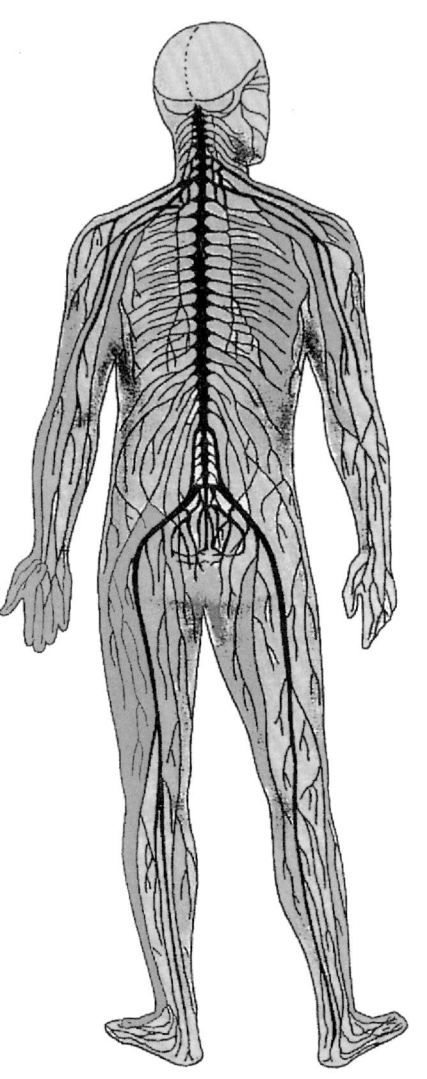

54

Die *Lataïf* oder Akupunkturpunkte

Rückenansicht

Die regulierende Energie

Silsilla und *Lataïf*

Es gibt spezifische Kanäle (oder Zirkulationswege) der regulierenden Energie. Diese sind die *Silsillas*, die in der chinesischen Medizin als „Akupunkturmeridiane" bezeichnet werden, auf denen sich eine bestimmte Anzahl von Punkten, die *Lataïf*, befinden (die den Akupunkturpunkten entsprechen).

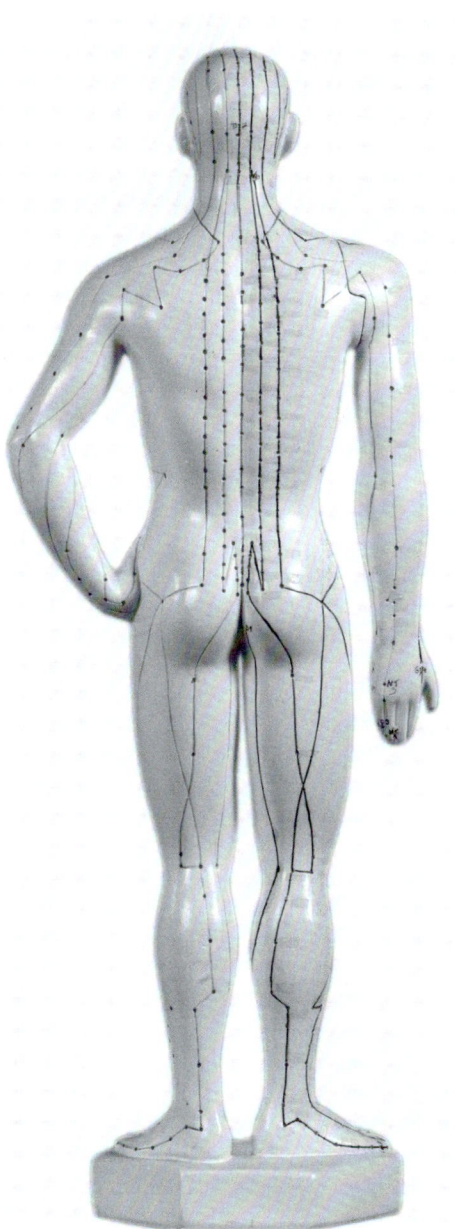

Die *Lataïf* oder Akupunkturpunkte

Vorderansicht

● *Silsilla* und *Lataïf* sind gleichzeitig mit den verschiedenen Organen und den Wirbelsegmenten verbunden.

● Es bestehen zahlreiche Zirkulationskanäle dieser Energie, aber die Hauptkanäle sind die zwölf im Körper verteilten *Silsillas*.

● Allgemein befindet sich ihr Ausgangspunkt in den Extremitäten (Finger-/Zehenspitzen). Sie verbinden sich über die Gliedmaßen und deren Gelenke mit den Innenorganen.

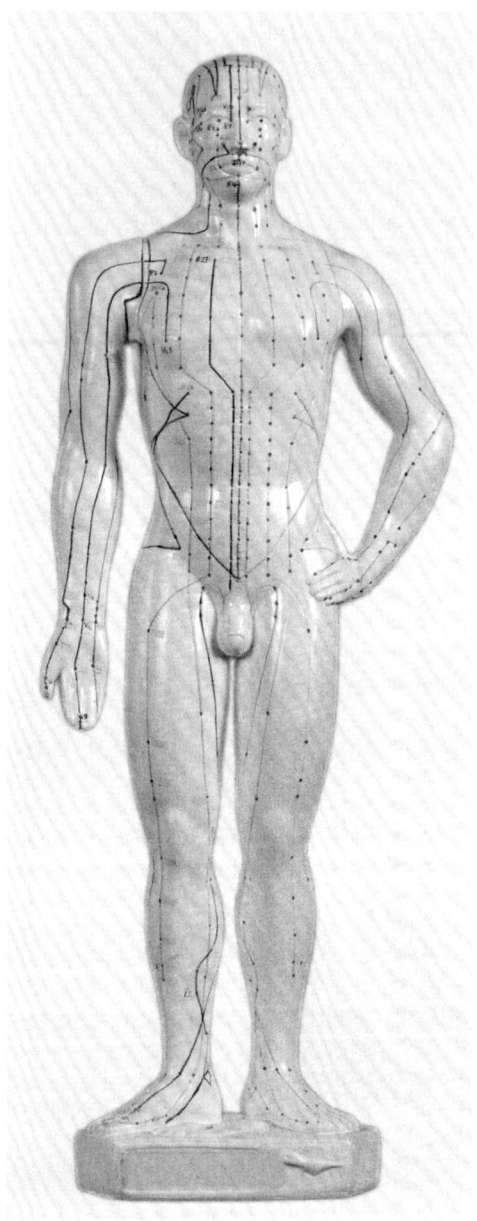

Zwei weitere Kanäle, *Darga* und *Shilla*, haben eine ähnlich große Bedeutung wie die *Silsillas*.

● *Darga* (oder das Gouverneurgefäß der Akupunktur) verläuft entlang der Wirbelsäule, *Shilla* (das Konzeptionsgefäß der Akupunktur) auf dem Meridian vom Brustkorb zum Bauch.

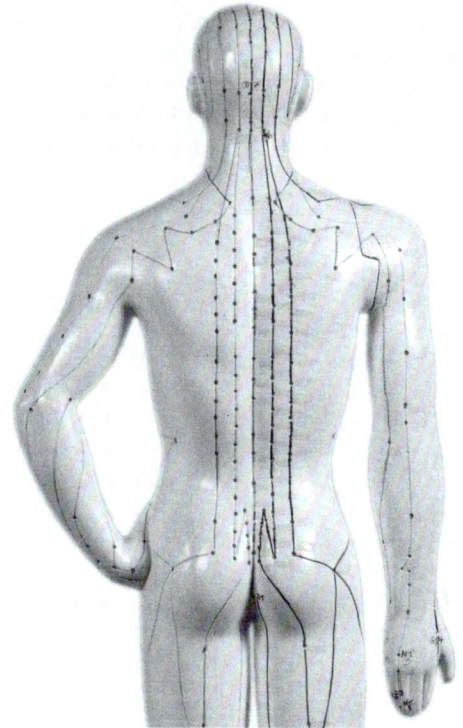

Darga-Kanal oder Gouverneurgefäß der Akupunktur

● Es besteht eine direkte Verbindung zwischen einem Innenorgan, den Wirbelnerven und den verschiedenen Nervenganglionen (siehe Seite 52 f.), dem autonomen Nervensystem, den Muskel- und Knochensegmenten, den *Silsillas* und den entsprechenden Wirbeln.

Funktionseinheit oder *Makam*

Nerven, Wirbel, Knochen-, Muskel- und Hautsegment sowie Innenorgan bilden ein kohärentes, in sich geschlossenes System, mit dem der spezifische *Silsilla* verbunden ist. Dieses kohärente System kann als eine „Funktionseinheit" oder *Makam* bezeichnet werden. Alle diese Elemente stehen miteinander in einer permanenten wechselseitigen Beziehung, wodurch sie sich gegenseitig beeinflussen. Ein Eingriff bei einem dieser Elemente beeinflusst alle anderen Elemente. Die Behandlung eines Wirbels hat Einfluss auf das ihm entsprechende Organ, Muskel-, Haut- und Knochensegment sowie den *Silsillas*, der mit dem ihm entsprechenden vegetativen Nervensystem verbunden ist. Diese ganze Einheit ist über das Rückenmark direkt und über das sympathische und parasympathische autonome Nervensystem indirekt mit dem Gehirn verbunden.

Daher wirkt sich die Störung eines dieser Elemente auf alle anderen Elemente dieses* Makam *aus.

Die verschiedenen Elemente stehen gleichzeitig in einer kybernetischen und direkten Beziehung zueinander. Diese wechselseitigen Beziehungen sind nicht allein körperlich, sondern entsprechen auch intellektuellen Fähigkeiten, Emotionen und Gefühlen. Wir vertreten die Ansicht, dass sich eine Blockade oder Störung in einem der Segmente der Wirbelsäule mit der Zeit pathogen auf die Funktion, die Immunität und die lokale Durchblutung der Organe auswirkt. Dieser Einfluss führt nach einer Phase der Entzündung oder Autoimmunreaktion zu einer Schwächung des Widerstandes gegen Infektionen sowie zu Funktionsstörungen oder Erkrankungen.

Störungen der Wirbelsäulensegmente

Störungen der Segmente der Wirbelsäule können mit äußerlichen Einflüssen wie Unfällen, aber auch mit einer Narbe, einer Mikroluxation oder einer Gelenksubluxation auf dem Verlaufsweg eines dieser *Silsillas* verbunden sein. Der Nervenimpuls ist daher an dieser Stelle gestört oder blockiert.

Einige Definitionen

● **Luxation:** Eine Luxation ist eine durch Kontaktverlust der gelenkbildenden Knochenenden entstandene Ver- oder Ausrenkung (lat. *luxare* = verrenken) des Gelenks.

● **Subluxation:** Eine Subluxation ist eine unvollständige Luxation. Der Gelenkkopf befinden sich teilweise noch in der Gelenkpfanne. Sie kann sich schleichend verschlimmern, da sich die Bänder mit der Zeit immer mehr dehnen und lockern.

● **Mikroluxation:** Eine Mikroluxation ist eine noch geringere Ausrenkung (bzw. Verschiebung), die aber dennoch erkennbare Störungen auslöst, die das Thema dieses Buches sind (siehe Seite 30 f.).

Die Grundprinzipien der *Hakim*-Medizin

Für ein Verständnis der Medizin der *Hakim*-Derwische über den psychologischen Aspekt hinaus, den wir übrigens mit der essenziellen Psychologie und der Psychologie des Enneagramms studieren, müssen zwei grundlegende Prinzipien studiert werden:

● Die Existenz einer Informations- oder Energiezirkulation durch die *Silsillas*.

● Die Beziehung zwischen der Wirbelsäule und dem restlichen Körper. Die Beziehung der *Silsillas* mit allen Innenorganen, die Beziehung der verschiedenen Wirbel mit den entsprechenden Innenorganen und Körpersegmenten und, ein Aspekt von noch größerer Bedeutung, die Beziehung zwischen der Wirbelsäule und den verschiedenen *Silsillas*.

Die Notwendigkeit der gleichzeitigen Behandlung der Gelenke und der Wirbelsäule

Die zwölf *Silsillas* verlaufen nicht nur durch den gesamten Körper, sondern auch durch alle Gelenke. Das bedeutet, dass sich Gelenkprobleme störend auf den Informations- und Energiekreislauf in den verschiedenen *Silsillas* auswirken können. Diese Tatsache ermöglicht uns das Verständnis, warum in der Medizin der Derwische eine gleichzeitige Behandlung aller Gelenke und der Wirbelsäule erforderlich ist.

Das grundlegende Ziel aller Behandlungen ist die Gewährleistung eines frei fließenden Informations- und Energiekreislaufs durch das Rückenmark – also mit der Wirbelsäule als verbindendem Element – zwischen Gehirn, Organen, Zellen und Extremitäten. Ausschließlich die Selbstregulations- und Gesundheitsprozesse können also frei und vollständig aktiv sein.

Wie wir bereits an früherer Stelle in diesem Buch dargelegt haben, bestimmt der Zustand unserer Wirbelsäule den Typ unserer Krankheiten. Außerdem hat unser psychologisches Befinden, also unsere Art des Denkens und Fühlens, einen starken Einfluss auf den Zustand unserer Wirbelsäule.

Die große Bedeutung der Position von Becken und Sakrum

● Wir möchten einen Punkt besonders hervorheben: Der Zustand der Basis unserer Wirbelsäule, das heißt die Position des Beckens und Sakrums, ist bezüglich des Zustandes der restlichen Wirbelsäule von entscheidender Bedeutung. Will man Wirbelsäule und Erkrankungen dauerhaft günstig beeinflussen, ist eine korrigierende Behandlung von Mikro- und Subluxationen des Sakrums immer eine zwingende Voraussetzung. Eine Fehlstellung des Sakrums bewirkt aufsteigende Spannungen entlang der gesamten Wirbelsäule bis zum Kopf sowie auch in Richtung der Gesäßmuskeln und ist damit die tatsächliche Ursache von zahlreichen scheinbar in Verbindung mit dem Ischiasnerv und den Hüften stehenden Problemen.

● Wir gehen außerdem davon aus, dass diese Sub- oder Mikroluxation des Sakrums die Ursache der meisten Bandscheibenprobleme sowie von Spinalkanalstenosen (Verengungen der Öffnungen des Wirbelkanals) sind, und zwar vom unteren Ende der Wirbelsäule bis zum Schädel.

● Eine der häufigsten Ursachen einer Fehlstellung des Sakrums ist die „scheinbar unterschiedliche Länge von Beinen". Gleichzeitig wissen wir, dass es sich nur in seltenen Fällen um einen tatsächlichen Längenunterschied handelt und das Problem nicht das zu kurze, sondern das zu lange Bein ist. Diese scheinbaren Längenunterschiede sind in mehr als achtzig Prozent der Fälle auf eine Mikroluxation des Hüftgelenks zurückzuführen. In anderen Fällen kann es sich um eine Mikroluxation des Knie- oder Sprunggelenks handeln.

● Diese drei Typen der Gelenkmikroluxation führen zu einer Fehlstellung oder Mikroluxation des Sakrums. Sie wirken sich nicht nur störend auf die Wirbelsäule, sondern auch auf den Informations- und Energiekreislauf in den *Silsillas* aus. Umgekehrt können Störungen des Informations- und Energiekreislaufs in den *Silsillas* tendenziell zu einer Mikroluxation sowohl der Wirbelsäule als auch Gelenke führen. In vielen Fällen sind diese Mikroluxationen die Folge einer falschen Haltung oder Bewegung des Körpers. So ist beispielsweise das Übereinanderschlagen der Beine oder ein zu langes Sitzen im Auto oder vor dem Fernsehgerät schädlich für das Hüftgelenk. Ursachen dieser Mikroluxationen können aber auch Narben oder Unfallfolgen sein.

Störungen der Energieübertragung

Vier Hauptfaktoren können einen direkten Einfluss auf die Energie- oder Informationsübertragung auf Ebene der *Silsillas* oder Wirbelsäule haben:

● Erkrankungen oder Störungen der Innenorgane

● Erkrankungen, Störungen oder Verletzungen der Gliedmaßen und Gelenke, Blockierungen oder Fehlstellungen der Wirbelsäule (Skoliose, Hyperkyphose oder Hyperlordose)

● Bestimmte Körperhaltungen und -bewegungen, Unfälle

● Psychologische Traumata, bestimmte psychologische Situationen, Seelenzustände, Emotionen oder Denkweisen

Diese vier Faktoren können nicht nur einen direkten Einfluss auf die Gelenke, sondern auch die *Silsillas*, Gliedmaßen und Wirbelsäule haben.

Das Ziel einer Behandlung ist daher immer die korrigierende Ausrichtung der Wirbelsäule sowie der Gliedmaßen, damit die Informationen erneut frei zirkulieren können und die natürliche Weisheit des Körpers mit Unterstützung einer ergänzenden therapeutischen Begleitung agieren kann.

Innere Waschung

Die Grundtherapie der *Hakim*-Heilkunst für alle Krankheiten ist das Trinken eines halben Liters heißen Wassers beim Aufstehen. Nach Ansicht der *Hakim*-Derwische entgiftet diese Wasseraufnahme den gesamten Organismus. Außerdem erhöht sie auf erstaunliche Weise und durch eine unbekannte Alchemie die Elastizität der Gelenke. Die traditionellen Heilkünste, wie die daoistisch-chinesische, tibetische und ayurvedische Medizin, geben denselben Rat: das Trinken von heißem Wasser ab dem Morgen.

Die Vorgehensweise ist je nachdem, ob man dem „heißen Typ" oder dem „kalten Typ" angehört, unterschiedlich. Zum „heißen Typ" zählen die Personen, die zu einer arteriellen Hypertonie neigen. Diese haben häufig warme Hände und Füße. Personen, die dem „kalten Typ" angehören, sind eher kälteempfindlich, frösteln leicht und haben häufig kalte Hände und Füße. Der „kalte Typ" trinkt daher das Wasser so heiß wie möglich, während der „heiße Typ" das Wasser erst zum Kochen bringt und dann abkühlen lässt, bis es lauwarm ist. Bevorzugt werden Quell-, Regen- oder Leitungswasser. Wird Wasser aus Flaschen verwendet, muss dieses vorher dynamisiert werden.

Nach Auffassung der *Hakim*-Derwische kann eine Krankheit ohne eine Anwendung dieser Art der inneren Waschung nicht richtig heilen. Man trinkt diese Schale mit heißem Wasser so früh wie möglich nach dem Aufstehen und natürlich vor dem Frühstück. Ideal ist es, das kochende Wasser für sieben Minuten sprudeln zu lassen, denn die *Hakim* sagen, dass die Kochzeit von sieben Minuten das Wasser wesentlich verdaulicher macht. Diese innere Waschung lässt sich auch mit japanischem oder chinesischem Grüntee (vorzugsweise aus biologischem Anbau) praktizieren.

Psychosomatische Medizin

Die psychologische Bedeutung von Gelenkstörungen der Gliedmaßen und der Wirbelsäule

Die psychologische und psychosomatische Medizin des Samadeva behandeln wir in anderen Schriften. In diesem Buch möchten wir aber einige ihrer Aspekte beschreiben, die den Patienten insbesondere dann ein tieferes Nachdenken ermöglichen, wenn sie Rückfälle ihrer Probleme erleiden. Das bedeutet natürlich nicht, dass sich jeder einer Psychoanalyse unterziehen sollte, auch wenn es in den USA vor einigen Jahren noch modern war, dass jeder seinen persönlichen Psychiater konsultierte. Wir versuchen lediglich, gleichzeitig pragmatisch und realistisch zu sein. Im Krankheitsfall ist manchmal ein Nachdenken darüber notwendig, mit welcher Haltung man im Leben steht. Der Begriff „Haltung" selbst drückt bereits sowohl die physische als auch psychische Haltung des Menschen aus und zeigt, in welchem Maße die Sprache bereits die Tatsache aufdeckt, dass der Zustand unserer Gelenke und Gliedmaßen in Wirklichkeit eine Reflexion unserer inneren Lebenshaltung in Bezug auf andere und uns selbst ist. Vor der eingehenden Studie eines jeden Gelenks und dessen therapeutischen Indikationen erläutern wir kurz seine Funktion und seine sowohl eigene als auch pathologische Signifikation. Diese Erläuterungen ermöglichen dem Leser eventuell ein bewussteres Leben seiner Beziehung zum Körper und zu allen seinen Körperpartien.

Die Gelenke ermöglichen die Bewegung und den Richtungswechsel. Jedes Gelenk hat seinen spezifischen Bewegungs- und Richtungsablauf, der seine ebenso spezifische Bedeutung hat. Jedes Gelenk kann eine Bezugnahme auf einen Aspekt des Innen-, Beziehungs-, Gesellschafts- oder Berufslebens sein. Über die physische Pathologie hinaus ist eine Gelenkstörung immer das Anzeichen einer Energieblockade. Außerdem kann sie das Anzeichen eines nicht umgesetzten Willens sein, sich in eine andere Richtung zu bewegen oder besser noch, eine notwendige Richtungsänderung im Leben noch nicht vollzogen zu haben oder nicht vollziehen zu können. Ein Gelenkproblem ist immer das Zeichen der Unfreiheit im eigenen Verhalten, Handeln, Fühlen, Denken und Leben. Aus diesem Grund sind unsere Selbstregulationen, aber auch unsere seelisch-körperlichen Praktiken, wie die *Euphonische Gestik des Samadeva*, so wichtig. Denn sie befreien nicht nur unsere Gelenke, sondern haben außerdem eine Reflexwirkung auf psychische Probleme und verleihen uns erneut die Ehrlichkeit und Kraft, diese im Fall der Notwendigkeit zu beseitigen.

Die Wechselbeziehung zwischen Psyche und Körper

Wir kennen den offensichtlichen Einfluss der Psyche auf das autonome Nervensystem, das durch diesen Einfluss gestört werden und als Reaktion auf der Ebene der Wirbelsäule ein Problem auslösen kann, das sich seinerseits auf eines unserer Organe auswirkt. Mit dieser Beobachtung nähern wir uns der Domäne der Psychosomatischen Medizin und der Ansicht, dass die Medizin nur psychosomatisch sein kann.

Wir wissen, in welchem Maße eine Emotion wie Freude oder Zorn unseren Blutkreislauf oder unser Herz beeinflusst, wie Trauer, Schwermut oder Sorgen uns den Appetit verschlagen können. Gleichermaßen vertreten wir die Ansicht, dass die Störung eines Wirbelsegments die Psyche beeinflussen und bestimmte Seelenzustände auslösen kann.

Wir müssen berücksichtigen, dass der Zustand unserer Wirbelsäule unsere Krankheiten konditionieren kann und umgekehrt. Diese Wechselbeziehung von Psyche und Körper ist bei allen Menschen und auch uns als Einzelperson offensichtlich.

3

TECHNIKEN UND ÜBUNGEN DES THERAPEUTISCHEN SAMADEVA

WICHTIGE HINWEISE

DER THERAPEUTISCHE SAMADEVA
FÜR RÜCKEN UND GLIEDMASSEN

DIE SELBSTAUSRICHTUNG DER GELENKE

DAS THERAPEUTISCHE ARKANA

DIE DREI PRAXISPHASEN DES THERAPEUTISCHEN ARKANAS

EINE EINFACHE METHODE IM EINKLANG
MIT DER WEISHEIT DES KÖRPERS

Wichtige Hinweise

● Die in diesem Buch beschriebenen Übungen werden erfolgreich von Euphonisten und Therapeuten mit einer mehrjährigen Ausbildung angewandt. Es wird jedem Anfänger geraten, vor der eigenen Anwendung dieser Übungen eine direkte Schulung bei einem ausgebildeten Therapeuten oder Euphonisten zu absolvieren.

● Wir unterstreichen ausdrücklich die Tatsache, dass DIESE ÜBUNGEN PRÄZISE NACH DEM WORTLAUT DER ANLEITUNGEN SANFT UND OHNE ETWAS ZU ERZWINGEN AUSGEFÜHRT WERDEN MÜSSEN.

● Führt ein Leser bestimmte Techniken aus, ohne sich präzise an den Wortlaut der Anleitungen zu halten, trägt er für eventuelle Folgen die alleinige Verantwortung.

● Keine der hier beschriebenen Techniken ersetzt eine professionelle medizinische Behandlung und Pflege.

● Dieses Buch ermöglicht weder das Stellen einer medizinischen Diagnose noch das Verschreiben von Behandlungen oder Heilmitteln für Krankheiten oder Infektionen welcher Art auch immer.

● **Alle hier beschriebenen Techniken haben das Ziel der Herstellung eines ausreichenden Gleichgewichts, das dem Körper ermöglicht, eventuell mit der kompetenten und professionellen Hilfe eines Arztes, schrittweise die für eine Selbstheilung notwendigen Ressourcen wiederzufinden.**

Der Therapeutische Samadeva
für Rücken und Gliedmaßen

Dieses Buch behandelt ausschließlich den Therapeutischen Samadeva für Rücken und Gliedmaßen. Dieser Samadeva ist eine nichts erzwingende, sanfte Methode der Bekämpfung von Schmerzen, deren Wirkung sich nicht nur auf Wirbel und Gelenke beschränkt. Die hier vorgestellten Techniken sind auch für Laien und Nichttherapeuten leicht verständlich.

Indikationen

Der Therapeutische Samadeva lindert Schmerzen, fördert die Entspannung, begünstigt die Organfunktion und übt somit eine regulierende, vitalisierende Wirkung auf die Psyche aus. Seine Indikationen sind so vielfältig wie die Formen von Lumbago, Torticollis, Ischias, Nervosität, Angst, Schlaflosigkeit, Migräne, Verdauungs-, Hormon- oder Sexualstörungen, Asthma, Ohrgeräuschen, Frauenproblemen, psychosomatischen Störungen und stressbedingten Krankheiten. Diese Liste lässt sich beliebig fortsetzen. Die erstaunliche Wirksamkeit dieses Samadeva werden allerdings vor allem Menschen schätzen lernen, die unter „Rückenproblemen" leiden.

Techniken und Übungen

● **Mobilisierung der Gelenke:** Die korrigierende Ausrichtung der Wirbel und Gelenke durch einen geschulten Therapeuten sowie die eigenständige Korrektur (Selbstausrichtung), die jeder praktizieren kann, ermöglicht die Regeneration der Wirbel und Gelenke, indem man sie sanft in ihre natürliche und anatomisch optimale Position zurückbringt.

● **Stellungen und Bewegungen:** Die in diesem Buch beschriebenen Therapeutischen Arkanas richten Wirbel und Gelenke sanft aus. Die Kunst und Wissenschaft der Stellungen und Bewegungen der *Euphonischen Gestik des Samadeva*, die auch der „Yoga der Derwische" genannt wird und deren Höheren Arkanas im Buch *Das Geheimnis der ewigen Jugend der Derwische – Einführung in die 7 höheren Arkanas* (erschienen im Verlag Via Nova) beschrieben sind, bewirken ebenfalls eine natürliche korrigierende Ausrichtung der Gelenke von Wirbelsäule und Gliedmaßen in ihre optimale anatomische Position.

● **Massagen und Ölbehandlungen der *Hakim*-Medizin:** Die wirksamste Methode der Regeneration wird mit einem Öl der Derwische praktiziert. Dieses Öl ist ein aus biologischem Anbau stammendes Olivenöl aus erster Kaltpressung, das sich durch sein optimales Eindringen in die Bandscheiben ausgezeichnet eignet. Diese Massage ist in der Schweiz, Österreich und Deutschland unter der Bezeichnung „Breuss-Massage" bekannt, benannt nach dem Namen des bekannten Neuropathologen, der sie zu einem Eckpfeiler seiner Therapie gemacht hat. Ihm verdanken wir auch die Vereinfachung dieser Massage ohne Beeinträchtigung ihrer Wirksamkeit. Es handelt sich um sanfte, energetische Massagen mit einer Dauer von rund fünfundzwanzig Minuten, die durch ein sanftes Dehnen der Wirbelsäule nicht nur eine Regeneration der Wirbelsäule und Bandscheiben, sondern auch eine Verbesserung der Funktion aller Körperorgane sowie eine Befreiung von physischen und psychischen Spannungen bewirkt.

● Die *Hakim*-Massage kann nur von einer Person korrekt ausgeführt werden, die mit den therapeutischen Prinzipien des Samadeva, den Energien, den *Silsillas*, den psychischen und physischen Relationen, den *Hal*-Wirbeln und den *Lataïf*-Punkten vertraut ist.

● Die *Hakim*-Massage ist eines der großen Heilmittel der Medizin der Derwische. Sie entspannt nicht nur verkrampfte Rückenpartien, sondern wirkt gleichzeitig auf alle Wirbel ein, indem sie diese auf natürliche Weise wieder in ihre optimale Position bringt und damit die von ihnen abhängigen Körperpartien und Reflexorgane harmonisiert. Sie revitalisiert Organe sowie blockierte oder in ihrer Funktion eingeschränkte Systeme. Nach Auffassung der *Hakim* bewirkt sie außerdem im gesamten Organismus eine freie Zirkulation der *Nafa*-Energie. Da Energieblockaden häufig der Auslöser von Schmerzen sind, liegt hier auch der Grund, warum diese Massage den Großteil aller auf die Wirbel zurückzuführenden Schmerzen optimal lindert.

● Die *Hakim*-Massage stimuliert den gesamten Körper, regeneriert das Gewebe und alle Organe und weckt eine neue, individuelle Sensibilität. Der gesamte Organismus entdeckt eine neue Geschmeidigkeit, die meisten Spannungen und Schmerzen verschwinden oder werden deutlich gelindert. Auf der psychischen Ebene verwandeln sich Neigungen zur Depression oder innere Unruhe in eine freudvolle, ausgeglichene und entspannte Stimmung. Der Patient befindet sich in einem körperlichen, seelischen und energetischen Gleichgewicht.

● **Die Energietechniken über die Meridiane:** Diese harmonisieren den Energiekreislauf. (Diese Techniken und ihre Indikationen sind ausführlich beschrieben im Buch *Santé & Harmonie par percussion des pointes d'acupuncture*.)

Die Wichtigkeit der aktiven Beteiligung des Patienten

Die Stellungen und Bewegungen sowie bestimmte Mobilisierungen und Ölbehandlungen sind als Eigentherapien konzipiert, die der Therapeut der *Euphonischen Gestik des Samadeva*, der Euphonist oder der praktizierende Euphonist seinem Klienten aufzeigt und lehrt.

Die Derwische haben sich bei der Verfeinerung dieser Techniken von ihrer uralten Weisheit leiten lassen. Sie hatten festgestellt, dass sich die Heilungschancen bei einer aktiven Beteiligung des Patienten drastisch erhöhen. Während meines Aufenthalts bei zweien der Derwische habe ich niemals erlebt, dass man einen Patienten ohne äußerst präzise Anleitungen für Übungen entließ, die dieser zu Hause ausführen sollte. Der große Respekt, den die Patienten der Autorität der *Hakim* zollen, führt zu einer wirksamen Durchführung ihrer Behandlung. Diese Autorität der *Hakim*-Derwische basiert nicht auf Gewalt oder Dominanz, sondern auf ihrer Kompetenz und Fürsorglichkeit. Dieses Prinzip der Gewaltlosigkeit charakterisiert übrigens alle Praktiken des Samadeva.

Die Verbesserung der Prognose von Krankheiten dank der aktiven Beteiligung des Patienten erinnert uns daran, dass der Mensch eine innere Weisheit besitzt, eine Intelligenz, eine Kraft der Selbstregulation (dieselbe, die beispielsweise unsere Körpertemperatur oder die Vernarbung unserer Wunden reguliert), die ihm eine Genesung ermöglicht, sofern die Krankheit nicht zu schwerwiegend ist. Manchmal genügt es vielleicht, und die Praktiken des Therapeutischen Samadeva belegen es, die eigenständige freie Funktion dieser Energie, dieser Intelligenz, dieses Selbstheilungsprozesses durch einen nur leichten Anstoß seitens eines praktizierenden Euphonisten oder des Patienten selbst zu aktivieren. Die Eigenbehandlungen des Therapeutischen Samadeva appellieren genau an dieses Prinzip. Diese Behandlungen sind natürlich prioritär für Kranke bestimmt. Es gibt allerdings auch Varianten, deren Ziel die Prävention von Beschwerden ist, das heißt die anschließende Stabilisierung einer bereits erzielten Heilung oder Linderung.

Der Therapeutische Samadeva ist eine wirksame und einfache Methode der natürlichen Selbstheilung. Er ermöglicht eine Behandlung, Prävention, Linderung oder Heilung der verschiedensten Beschwerden ohne die Gefahr von negativen Nebenwirkungen.

Die Selbstausrichtung der Gelenke

Einleitung

Die eigenständige korrigierende Ausrichtung der Gelenke von Gliedmaßen und Wirbelsäule in ihre anatomisch optimale Position hat nicht nur das Ziel der Behandlung von Gelenk- und Rückenproblemen, sondern sie erstreckt sich auf alle Funktionen und Organe des menschlichen Körpers bis hin zur Psyche. Nach den Grundprinzipien des Samadeva sind alle Krankheiten mehr oder weniger direkt mit dem Zustand der Gelenke und Wirbel verknüpft. Damit wird nicht gesagt, die Medizin der Derwische, aus der diese Methode hervorgegangen ist, habe das Allheilmittel gefunden. Im Gegenteil, denn sie ist, sei es für die moderne westliche Medizin oder traditionelleren Heilkünste, eine essenzielle Ergänzung zu allen anderen Formen der Medizin. Niemand wird die überlegene Wirksamkeit der westlichen Medizin in den meisten Situationen abstreiten, in denen sich der Patient, wie nach einem Herzinfarkt, in akuter Lebensgefahr befindet. Niemand wird darüber hinaus die chirurgischen Glanzleistungen in den Operationssälen der westlichen Medizin in Abrede stellen. Dennoch kann man überall dort auf die Medizin des Samadeva zurückgreifen, wo starke Nebenwirkungen einer medizinischen Anwendung von aggressiven pharmazeutischen Chemikalien auftreten, da diese in den meisten Fällen eine sanfte Linderung und eventuell auch Heilung ohne negative Nebenwirkungen ermöglicht.

Wirbel und psychische Neigungen

Mikroluxationen der Wirbel können sowohl körperliche als auch psychische Probleme auslösen. Wir stellen hier die Verbindung zwischen den einzelnen Wirbeln und eventuellen Beschwerden sowie die psychischen Neigungen vor, die sich daraus ergeben können. Falsche Körperhaltungen, Krankheiten, falsche Bewegungen oder Unfälle sind nicht die einzigen Ursachen von Problemen mit der Wirbelsäule. Stress, Schockerlebnisse oder Traumata stören ebenfalls die Stabilität des menschlichen Körpers. Das bedeutet, dass sich psychische Probleme auf der physischen Ebene manifestieren.

Die eigene Haltung ist nicht nur eine Frage der Körperhaltung, sondern sie reflektiert auch die innere psychische Haltung. Man kann sagen, dass die Art der äußerlichen Haltung der Spiegel dessen ist, was im Inneren eines Menschen vorgeht. Es steht außer Frage, dass Aggressivität, Sorgen, Angst, Depression, Reizbarkeit oder Zorn einen Einfluss auf die Stabilität des Menschen haben und zu degenerativen Erkrankungen der Wirbel sowie aller anderen Körperorgane führen.

Wir vertreten die Auffassung, dass das Bewusstsein der Schlüssel zur Gesundheit ist; nicht nur das Körperbewusstsein, sondern gleichermaßen auch das Bewusstsein der eigenen psychischen Problembereiche. Wir wissen, dass alle unserer Körpertechniken – Stellungen, Bewegungen, Massagen, Atemübungen – die größte positive Wirkung auch auf psychische Störungen haben (mit Ausnahme von psychischen Störungen, die einer Psychotherapie bedürfen).

Den *Hakim*-Derwischen zeigt eine Krankheit immer, dass die betreffende Person in ihrem Bewusstsein gestört ist und sie ihr natürliches Gleichgewicht verloren hat. Die Symptome manifestieren sich auf der Ebene des Körpers, der sagt: „Ich bin innerlich gestört, etwas stimmt nicht mit meinem Bewusstsein." Die Bedeutung von Problemen der Wirbelsäule ist häufig symbolisch. Immer mehr Menschen leiden unter Problemen mit den Halswirbeln, also in der oberen Körperregion, da sie selbst nicht mehr „auf der Höhe ihrer selbst" sind, das heißt „auf ihrer eigenen höchsten Ebene".

Selbstausrichtung der Gelenke – präventive und kurative Maßnahmen

Die Selbstausrichtung der Gelenke ermöglicht eine Reduzierung von Mikroluxationen aufgrund einer falschen Körperhaltung oder eines repetitiven Bewegungsablaufs. Nach dem Erlernen ist es der Person möglich, sich aus dem Blickwinkel der Übernahme einer Eigenverantwortung direkt zu behandeln.

Die Selbstausrichtung kann präventiv wie kurativ sein. Sie ermöglicht die schrittweise „Reparatur" von Fehlstellungen, die Wiederherstellung des Gleichgewichts der Muskelspannungen und die Heilung von Entzündungen.

Selbstausrichtung der Gelenke – ausgleichende Maßnahme für den gesamten Organismus

Es ist auch möglich, Botschaften der „guten Funktion" an das Gehirnsystem zu senden. Diese Botschaften ermöglichen die Freisetzung unterstützender Neurotransmitter, wie beispielsweise die Aktivierung des parasympathischen Systems, des Systems der Rückkehr zur Ruhe. Der durch das Gelenk verlaufende *Silsilla* findet seine richtige Spannung wieder und bewirkt dadurch eine bessere Funktion des Organs und der psychischen Facette, mit denen sie verbunden ist.

Die Selbstausrichtung ermöglicht daher über ihre lokale Wirkung auf das Wirbelsegment hinaus auch eine globale, ausgleichende Wirkung auf den gesamten Organismus.

Die Methode der Selbstausrichtung ist absolut nicht neu: Derwische, Daoisten, Griechen und Römer, Kelten und Slawen praktizierten bereits ähnliche Methoden. Es existieren zahlreiche Varianten, die von den Praktizierenden ihren unterschiedlichen Lebensumfeldern oder Epochen angepasst wurden, einige sogar mit einer gewissen Genialität, wie es Dieter Dorn in Deutschland gelungen ist.

Das Therapeutische Arkana

Der Kraft der Selbstregulation ihren Raum lassen

Die Therapeutischen Arkanas basieren auf ähnlichen Übungen wie die Asana des Yoga, die mit verschiedenen Atemtechniken verknüpft sind. Eine von Hans Greissing und Adriana Zillo entwickelte europäische Methode verfolgt einen ähnlichen Ansatz. Sie verwenden allerdings nur eine Atemtechnik mit dem Hinweis, dass diese die wirksamste zu sein scheint. Das Studium ihrer Arbeit hat uns darin unterstützt, die traditionelle Methode der Derwische zu verfeinern.

Die Heilung tritt ein, weil man der Kraft der Selbstregulation, die durch das Verharren in der Stellung und Gestik sowie die Achtsamkeit auf die spezifische Bauchatmung aktiviert wird, ihren Raum lässt.

Die Vereinigung der drei Grundprinzipien

In Verbindung mit der Weisheit des Organismus wenden wir drei für den Samadeva spezifische therapeutische Prinzipien an, die zu vereinen sind:

Spezifische Stellung oder Bewegung für jeden Schmerz oder jede Störung.

Intensive Konzentration auf die ausgelösten Gefühle und allgemein die Mobilisierung der Achtsamkeit auf den Körper. Die Bedeutung der

Achtsamkeit auf die Emotionen und Gedanken behandeln wir an späterer Stelle. Siehe „Praxis der Euphonischen Technik durch Achtsamkeit" (siehe Seite 276).

● **Bauchatmung** und Konzentration auf die langsame, tiefe und freie Ausatmung ohne jegliche Anstrengung. Das Einatmen erfolgt natürlich, tief, aber auch ein wenig schneller. Für ein bewussteres Atmen kann man versuchen, den Luftstrom auf Höhe des Kehlkopfs etwas zu verlangsamen. Dadurch wird während des gesamten Ausatmens ein dumpfer, aber dauerhafter Brummton erzeugt. Das Atmen verlangsamt sich, vertieft sich und erhöht, wenn man intensiv auf die durch den Kehlkopf strömende Luft und das von ihr erzeugte Geräusch achtet, die Konzentration. Man kann zu Beginn dieser Praxis die Atmung intensiver und geräuschvoller durchführen. Mit wachsender Übung wird sie immer diskreter und leiser werden.

Positive Wirkungen des Therapeutischen Arkanas

● Diese drei miteinander vereinten Elemente bilden die Grundelemente des Therapeutischen Arkanas, der die Schmerzen oder Beschwerden des Praktizierenden merklich und häufig mit erstaunlicher Wirksamkeit heilen oder lindern wird.

● Die spezifische Vereinigung dieser drei Elemente hat positive Auswirkungen auf die gesamte Wirbelsäule (Muskeln, Sehnen, Nerven, Gefäße, Gelenke) und scheint es dem gesamten Körper zu ermöglichen, sich bei gleichzeitiger Entspannung wieder aufzurichten. Sobald die Wirbelsäule aufgerichtet und entspannt ist, profitieren alle Organe von der Entlastung und dem vom Therapeutischen Arkana geschaffenen Raum. Der heilende Prozess der Selbstregulation kann somit aktiv werden.

Diese Technik wirkt gleichzeitig auf Blockaden der Muskeln, Gelenke oder Wirbel, auf den Energiefluss sowie auf die Übertragung von Informationen über die Neurotransmitter ein.

Belebende und dynamisierende Wirkungen

Wird das Therapeutische Arkana mit großer Konzentration ausgeführt, fördert es einen freier fließenden Energiekreislauf, der den gesamten Körper belebt.

Die auf den gesamten Körper gerichtete Achtsamkeit führt zu einer Ausführung jeder Bewegung unter Einbeziehung des ganzen Körpers. Durch diese Achtsamkeit verleiht der Praktizierende seinen alltäglichen Bewegungen die Präzision, Effizienz und Anpassungsfähigkeit, die mit der Vermeidung von überflüssigen Spannungen einhergehen.

Der Reparatureffekt der Entspannung und Ruhephasen

Die Entspannung des Körpers während der gesamten Dauer der Praxis des Therapeutischen Arkanas ermöglicht den Übergang vom Zustand der Spannung des orthosympathischen Systems (Stresszustand) in einen Zustand des Loslassens und der Ruhe des parasympathischen Systems. Sie fördert im Rhythmus der Gehirnwellen das erneute Eintreten der Wiederherstellung und Regeneration. Der normalen Gehirnfunktion folgen rhythmisch die Phasen, die eine Aktivität und Wachsamkeit begünstigen, und die Phasen, die eine Erholung fördern. Diese Phasen können sich im Stresszustand nicht einstellen. Dieser hält sich daher eigenständig aufrecht und festigt langfristig Muskelspannungen, Gelenkblockaden und die damit verbundenen Schmerzerscheinungen. Die nach jedem Arkana empfohlene Ruhephase von einer mit der Übungsausführung identischen

Dauer ermöglicht die „Reinigung" von Stressmolekülen. Eine Reinigung, die durch die dauerhaften Aktivitäten, die das Merkmal unserer Rhythmen des modernen Lebens sind, erheblich erschwert worden ist.

Die Wirksamkeit der Therapeutischen Arkanas

Die Arkanas sind allgemein sehr wirkungsvoll: Das Leiden von Personen wird in den meisten Fällen gelindert. Einige Fälle werden bereits beim ersten Mal vollständig geheilt, andere um zwanzig bis achtzig Prozent gelindert. Bestimmte Personen fühlen sich bereits nach dem ersten Mal besser, andere müssen das vollständige Arkana mehrmals wiederholen.

● Entzündungen benötigen allgemein eine längere Heilungszeit als einfache Muskelspannungen oder Gelenkmikroluxationen.

● Die Erfahrung zeigt, dass Menschen, die zu der für die Übungen geforderten Mindestachtsamkeit nicht fähig sind oder eine starke Neigung zur Phobie oder Hysterie haben, keine Verbesserung verspüren. Für diese empfehlen sich andere Techniken, die besser auf ihr psychologisches Profil abgestimmt sind.

● Ein weiterer Grund des Scheitern ist die Nichtbeachtung der Grundtechniken. Beispiel: Eine Person praktiziert die Übung auf der Körperseite mit den größten Schmerzen oder führt eine unzureichende oder zu hohe Anzahl der spezifischen Atemübungen aus.

Die drei Praxisphasen
des Therapeutischen Arkanas

Wir empfehlen, vor jeder Praxis eines oder mehrerer der im Praxisteil dieses Buches beschriebenen Therapeutischen Arkanas mit dem *Therapeutischen Arkana der Gesamtwirbel* (siehe Seite 187 ff.) zu beginnen, da dieses eine positive Wirkung auf die gesamte Wirbelsäule hat.

Empfehlungen

Halten Sie für eine bessere Konzentration und größere Sensibilität für die sich manifestierenden Gefühle die Augen während der Übung geschlossen.

Ihr Körper sollte sich während der drei Phasen des Arkanas im größtmöglichen Entspannungszustand befinden.

Erste Phase: Aufwärmkontrolle

● **Ausgangsposition:** Diese ist für jedes Gelenk angegeben.

● **Erste Stellung:** Diese ist für jedes Gelenk beschrieben. Ausgeführt wird sie in Stille und so präzise wie möglich, langsam, ohne zu forcieren, sanft, mit Achtsamkeit auf das kleinste Gefühl einer Blockade, Einschränkung oder eines Schmerzes. Anschließend geht man langsam für zwei Sekunden zurück in die Ausgangsposition und führt dann die zweite Stellung aus.

● **Zweite Stellung:** Die zweite Stellung wird ebenfalls für jedes Gelenk beschrieben. Allgemein wird sie in gleicher Weise wie die erste Stellung, aber mit der anderen Körperseite ausgeführt. Anschließend geht man zurück in die Ausgangsposition.

● **Bewertung:** Diese besteht aus der Beobachtung, bei welcher der beiden Stellungen man die größere Blockade oder den größeren Schmerz verspürt.

Zweite Phase: Das Herz des Arkanas

● *Die Ausführung des Arkanas folgt dem Prinzip des geringsten Widerstandes in der Stellung, in der man während der Aufwärmkontrolle die geringste Blockade, Schmerzhaftigkeit oder Einschränkung der Flexibilität verspürt hat.*

● Beispiel: Wenn Sie an einem Torticollis leiden und der Schmerz oder die Blockade am stärksten auftritt, wenn Sie den Kopf nach links drehen, wird diese Phase des Therapeutischen Arkanas nach rechts ausgeführt.

● Die Stellung in der schmerzfreisten Richtung wird langsam mit einer Ausatmung eingenommen. Anschließend praktiziert man, in dieser Stellung verharrend, fünfmal in Folge die spezifische Bauchatemübung: „Nase-einat-men", Pause mit Anhalten des Atems für fünf Sekunden, „Mund-ausat-men" und Atmungspause von fünf Sekunden.

● Mit dem sechsten Atemzug geht man zurück in die Ausgangsposition.

Anmerkungen

● Die zweite Phase des Arkanas wird immer im Verhältnis zu ihrer momentanen Notwendigkeit praktiziert. Die Seite mit den größten Schmerzen kann von Mal zu Mal wechseln.

● Die selbstregulierende Energie ist vor allem während der Atmungspausen beim bewegungslosen Verharren in der Stellung aktiv. Die Verbindung von Atmungspause, Stille, Bewegungslosigkeit und Achtsamkeit bildet das Herz des Therapeutischen Arkanas.

Dritte Phase: Die abschließende Vergleichskontrolle

● Diese Kontrolle wird wie die Aufwärmkontrolle ausgeführt, aber mit höchster Konzentration, damit man das leiseste Gefühl, die geringste Veränderung wahrnimmt.

● Aus der Ausgangsposition führt man langsam die erste Stellung aus. Dann geht man zurück in die Ausgangsposition, pausiert für zwei Sekunden und führt dann die zweite Stellung aus. Die Atmung ist während dieser beiden Phasen ganz natürlich.

● Man bewertet die Blockierung oder Einschränkung der Flexibilität: Hat sie sich verbessert? Hat der Schmerz nachgelassen oder ist er verschwunden? Die Bewertung erfolgt in Prozentpunkten.

Empfehlungen

● Wiederholen Sie diese Übung zwei- bis dreimal pro Tag, aber niemals nach der Einnahme einer Mahlzeit, denn dann ist die selbstregulierende Kraft am wenigsten verfügbar, da sie vom Verdauungsvorgang in Anspruch genommen wird.

● Legen Sie nach jedem Arkana eine Ruhephase von gleicher Dauer wie die seiner Ausführung ein.

● Trinken Sie nach der Praxis der Therapeutischen Arkanas ausreichend und so häufig wie möglich stilles, reines Wasser.

Eine einfache Methode im Einklang
mit der Weisheit des Körpers

⬤ Diese Methode des geringsten Widerstandes des Therapeutischen Arkanas basiert auf der Tatsache, dass der Organismus während der Praxis des Arkanas auf einfache Weise lernt, auf seiner beschwerdefreien Seite besser zu funktionieren. Anschließend wendet er diese Schulung auf natürliche Weise auf seiner Seite mit der größeren Erkrankung oder Störung an.

⬤ Die häufig erstaunlichen Wirkungen der Praxis des Therapeutischen Arkanas basieren zum Großteil auf den Prinzipien der Informatik und Kybernetik.

Es verhält sich so, als würden die Techniken des Samadeva Informationen des Gleichgewichts, der Harmonie und der Gesundheit übertragen und der kybernetischen, selbstregulierenden Intelligenz des Organismus anschließend eine Aufzeichnung und Entschlüsselung dieser Informationen für die Übertragung auf die erkrankten Körperteile ermöglichen.

Daraus erklärt sich, warum der Therapeutische Samadeva gleichzeitig auf die Psyche und den Körper einwirkt: Die Heilungsinformationen werden über die Körperstellungen an alle Organe und alle Körperzellen übermittelt, dann insbesondere durch spezifische Atemübungen an die emotionale Sphäre (Verbindung zwischen Atem und Emotion, wie beispielsweise in der Redewendung ausgedrückt, dass „einem der Atem stockt"!) und schließlich durch die Mobilisierung von Konzentration und Achtsamkeit an die Gedankensphäre. Die Derwische sagen vom Samadeva, er sei das Geheimnis der ewigen Jugend.

4

VOR DER WIRBELBEHANDLUNG

DIE BEDEUTUNG DER STELLUNG DES BECKENS SOWIE DER SPRUNG-, KNIE- UND HÜFTGELENKE

Das Becken und seine Gelenke

Vorderansicht

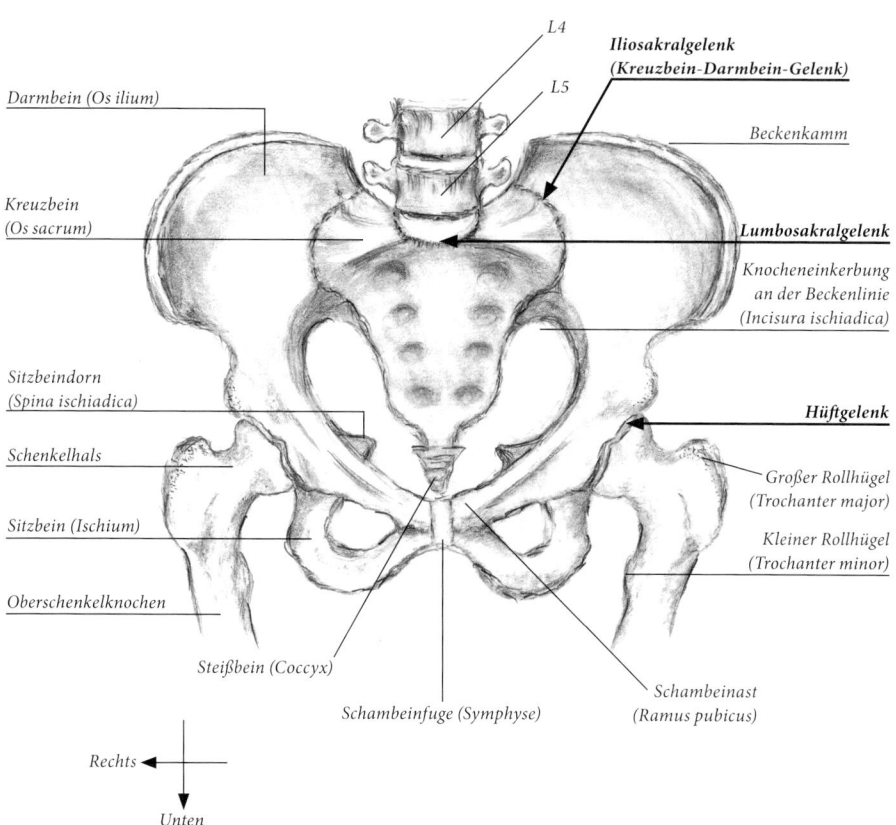

L4

L5

**Iliosakralgelenk
(Kreuzbein-Darmbein-Gelenk)**

Darmbein (Os ilium)

Beckenkamm

Kreuzbein
(Os sacrum)

Lumbosakralgelenk

Knocheneinkerbung
an der Beckenlinie
(Incisura ischiadica)

Sitzbeindorn
(Spina ischiadica)

Hüftgelenk

Schenkelhals

Großer Rollhügel
(Trochanter major)

Sitzbein (Ischium)

Kleiner Rollhügel
(Trochanter minor)

Oberschenkelknochen

Steißbein (Coccyx)

Schambeinast
(Ramus pubicus)

Schambeinfuge (Symphyse)

Rechts

Unten

Die Bedeutung der Stellung des Beckens und der Sprung-, Knie- und Hüftgelenke

⬤ Rückenprobleme und von diesen ausgelöste Beschwerden können nur definitiv und ernsthaft behandelt werden, indem man auf die Ausrichtung der Sprung-, Knie und Hüftgelenke sowie die richtige Stellung des Beckens achtet (siehe Seite 61 ff.).

Scheinbare Unterschiede der Beinlängen sind eine der wesentlichsten und trotzdem verkannten Ursachen von Wirbelsäulen- und Beckenproblemen. Das gilt auch für organische oder psychische Erkrankungen, die eine Folge dieser Probleme sein können.

⬤ Wir werden in diesem Kapitel die verschiedenen Selbstausrichtungen kennenlernen, die eine Behandlung dieser Probleme mit dem Wissen ermöglichen, dass sich die Fälle von Mikro- und Subluxationen prozentual wie folgt auf diese Körperbereiche verteilen: Hüfte (85 %), Knie (10 %) und Knöchel (rund 5 %).

⬤ Es liegt auf der Hand, dass es besser ist, diese Selbstausrichtungen von einem praktizierenden Euphonisten gelernt zu haben. Dennoch haben wir versucht, sie mit Erläuterungen und Fotos so gut wie möglich zu beschreiben.

⬤ In Unkenntnis des Einflusses dieser scheinbaren Unterschiede der Beinlänge auf die körperliche und psychische Gesundheit misst man diesen keine Bedeutung zu. Die meisten Menschen ignorieren sogar diese Ungleichheit ihrer Beine. Einige werden darauf aufmerksam, weil sie immer ein Hosenbein oder eine Rockseite kürzen lassen müssen. Andere können nicht lange stehen, ohne ihr Gewicht häufig von einem Bein auf das andere zu verlagern. Wieder andere leiden an Wirbelproblemen, obwohl in Röntgenaufnahmen keine Anomalien feststellbar sind.

● Wir erinnern daran, dass große anatomische Unterschiede der Beinlänge extrem selten sind. Sie sind entweder angeboren oder die Folge der Knochennarbe nach einem Beinbruch. Mehr als 98 % der Fälle (von wenigen Millimetern oder Zentimetern!) sind die Folge einer Mikro- oder Subluxation, die einen zu großen Spielraum in den Gelenken selbst bewirkt. Es genügt also eine Korrektur mithilfe unserer Techniken der Selbstausrichtung der Gelenke.

SPRUNG-, KNIE- UND HÜFTEGELENKE

Sprung-, Knie- und Hüftgelenke und psychische Haltungen

Selbstausrichtung der Sprung-, Knie- und Hüftgelenke

Die Therapeutischen Arkanas der Sprung-, Knie- und Hüftgelenke

Sprung-/Zehengelenke und psychische Haltung

Die Knöchel und Füße gewährleisten unsere Stabilität und zeigen auf, wie wir im Leben stehen. Befinden wir uns in Kontakt mit der Realität? Stehen wir also „mit beiden Beinen fest auf dem Boden", oder ist unser Kontakt unterbrochen und steht in keiner Beziehung zur Realität? Leben wir zu sehr in unseren Gedanken oder Emotionen und nicht genügend in unserem Körper? Haben wir eine direkte Verbindung zur Wirklichkeit? Ist unser Realitätssinn ausreichend entwickelt? Weisen Probleme mit den Zehgelenken nicht darauf hin, dass wir versuchen, uns mit den Füßen in die Erde zu verkrallen, uns an etwas zu klammern, das uns entflieht?

Selbstausrichtung des Sprunggelenks

Stellen Sie den Fuß mit dem zu behandelnden Knöchel so nach vorne, dass die Fußsohle vollständig in Kontakt mit dem Boden ist. Beugen Sie das Knie ohne Druckausübung nach vorne, bis es sich über den Zehen befindet. Legen Sie die Hände übereinander auf das Knie.

Gleiten Sie mit den Händen vertikal das Bein abwärts zum Fuß, ohne dass die Zehen den Bodenkontakt verlieren. Strecken Sie gleichzeitig mit einer Ausatmung das Bein nach hinten, bis es gespannt ist. Während dieser Bewegung wird Druck auf die Ferse ausgeübt, ohne dass sich die Fußspitze vom Boden löst.

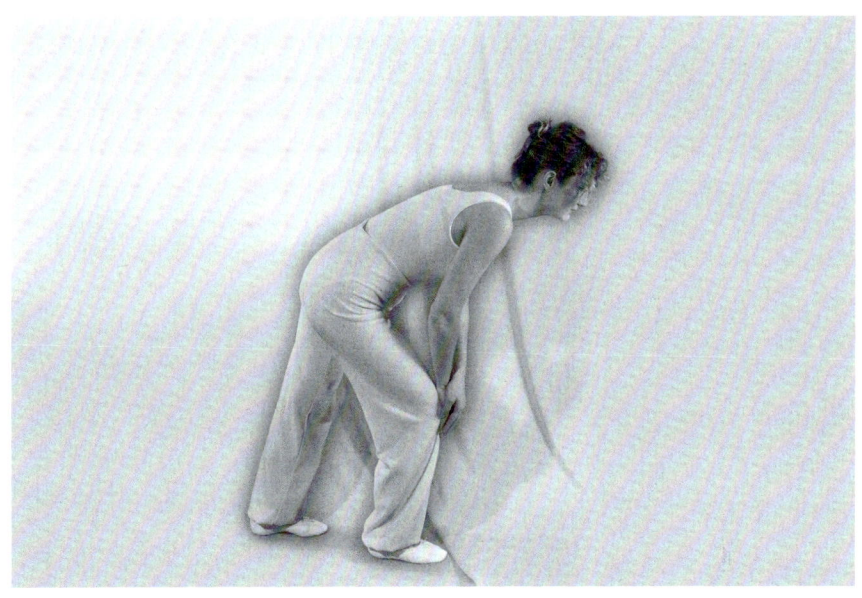

Selbstausrichtung des rechten Sprunggelenks

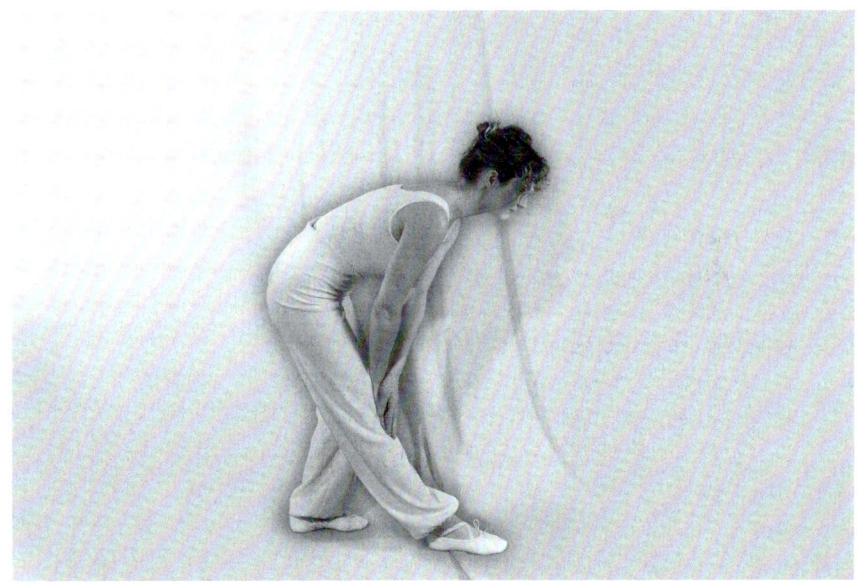

Das Therapeutische Arkana des Sprung-/Zehgelenks

Aufwärmkontrolle

● **Ausgangsposition**: Legen Sie sich ausgestreckt auf den Rücken. Die Handflächen ruhen auf dem Boden.

● **Erste Stellung**: Beugen Sie die Zehen, unter größter Achtsamkeit auf das geringste Gefühl einer Blockade, Einschränkung oder eines Schmerzes, langsam, ohne zu forcieren, sanft und ohne Bewegung des Sprunggelenks nach vorne. Gehen Sie dann zurück in die Ausgangsposition, und entspannen Sie die Zehen.

● **Zweite Stellung**: Beugen Sie nun die Zehen langsam in Richtung Ihres Kopfes. Halten Sie das Sprunggelenk dabei gerade.

● **Bewertung**: Beobachten Sie, bei welcher der beiden Stellungen Sie die größere Blockade oder den größeren Schmerz verspüren.

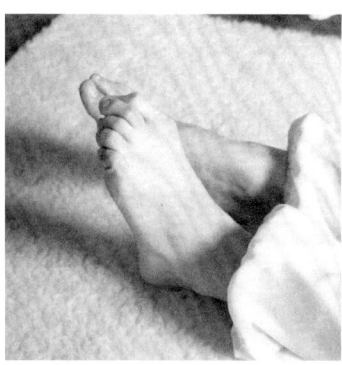 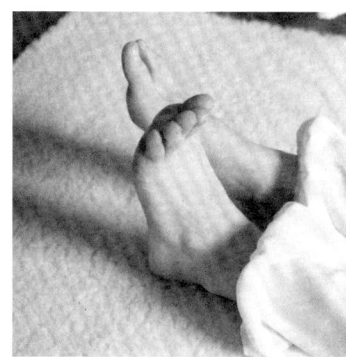

Erste Stellung   *Zweite Stellung*

Das Arkana

● Das Arkana wird in der Stellung ausgeführt, die bei der Aufwärmkontrolle am wenigsten blockiert oder schmerzhaft oder deren Flexibilität am geringsten eingeschränkt war. Für eine bessere Konzentration und größere Sensibilität für die sich manifestierenden Gefühle wird empfohlen, die Augen während der Übung geschlossen zu halten.

● Die Stellung in der schmerzfreiesten Richtung wird langsam gleichzeitig mit einer Ausatmung eingenommen. Anschließend praktiziert man, unter Beibehaltung dieser Stellung, fünfmal in Folge die spezielle Bauchatmung: „Nase-einat-men", Pause mit einem Anhalten des Atems für fünf Sekunden, „Mund-ausat-men" und Atmungspause für fünf Sekunden.

● Der Körper befindet sich während der gesamten Dauer des Arkanas in einem Zustand größtmöglicher Entspannung.

● Mit dem sechsten Atemzug geht man zurück in die Ausgangsposition.

Abschließende Vergleichskontrolle

● Diese Kontrolle wird mit höchster Konzentration ausgeführt, damit man das leiseste Gefühl, die geringste Veränderung wahrnimmt.

● Praktizieren Sie, ausgehend von der Ausgangsposition, langsam die erste Stellung (siehe Fotos). Gehen Sie zurück in die Ausgangsposition, pausieren Sie für zwei Sekunden, und führen Sie dann die zweite Stellung (siehe Fotos) aus. Atmen Sie während dieser beiden Phasen ganz natürlich.

● Bewertung: Hat sich die Blockade oder Einschränkung der Flexibilität verbessert? Hat der Schmerz nachgelassen oder ist er verschwunden? Bewerten Sie in Prozentpunkten.

Kniegelenk und psychische Haltung

Probleme mit diesem Gelenk drücken sich in der Schwierigkeit aus, das Knie zu beugen. Das bedeutet, diese Probleme stehen in direkter Verbindung mit unserer Eitelkeit, unserem Hochmut, unserem Stolz sowie unserem Selbstbild. Eventuell müssen wir dem Leben mit etwas mehr Demut begegnen, mit der Einsicht der tatsächlichen Begrenztheit unserer Fähigkeiten, unseres Wissens und unserer Möglichkeiten.

Andererseits können diese Knieprobleme ganz einfach ein Anzeichen dafür sein, dass uns der Wille zur Verwirklichung des uns innewohnenden Potenzials fehlt und uns ein Minderwertigkeits- oder Schuldgefühl daran hindert, unsere Möglichkeiten und Fähigkeiten realistischer zu betrachten.

Selbstausrichtung des Kniegelenks

Setzen Sie Ihren Fuß mit der vollständigen Sohle flach auf eine Treppenstufe, eine kleine Trittleiter oder ein dickes Buch. Halten Sie das Knie so nach vorne gebeugt, dass es sich über dem Fuß auf Höhe der Zehen befindet. Der von Oberschenkel und Wade gebildete Winkel sollte ungefähr 90° betragen. Legen Sie eine Hand auf das Knie, und umfassen Sie mit der anderen Hand die obere Wade.

Drücken Sie auf die Kniescheibe und gleichzeitig mit der anderen Hand aufwärts, als wollten Sie die Wade in den Oberschenkel schieben. Drücken Sie gleichzeitig während des Ausatmens Ihr Bein nach hinten und strecken Sie es, bis Oberschenkel und Wade einen Winkel von 180° bilden.

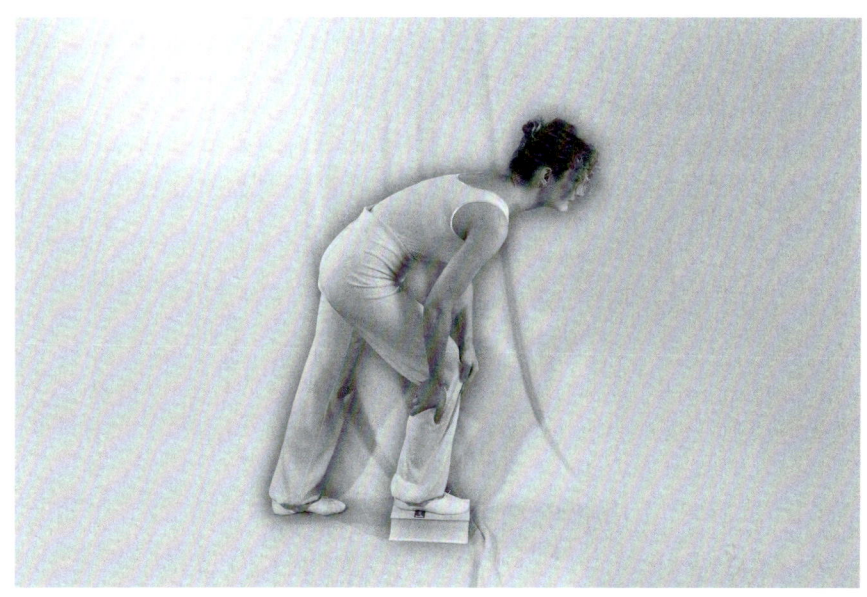

Selbstausrichtung des rechten Knies

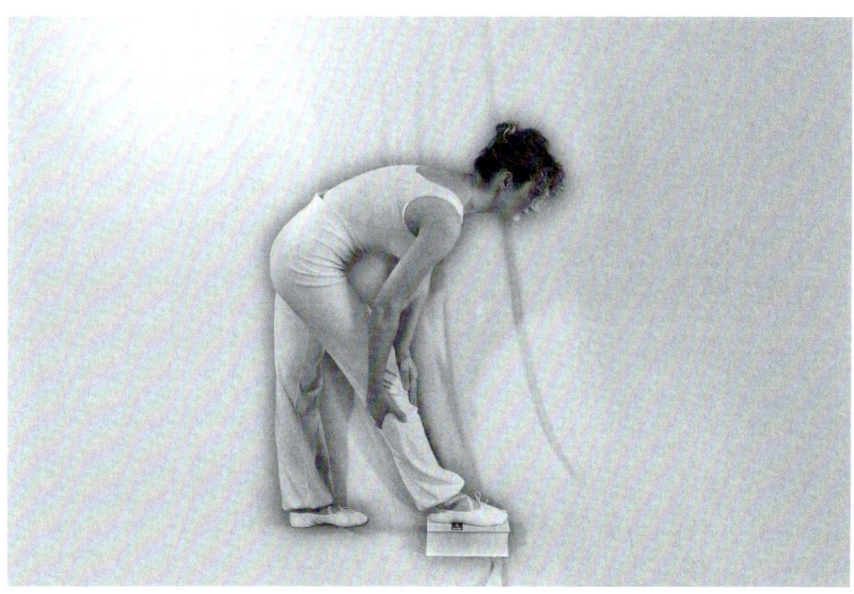

Das Therapeutische Arkana des Knies

Anmerkung

● Dieses Arkana wird mit dem erkrankten Knie ausgeführt, an dem sich eine Blockade, eine Einschränkung der Bewegungsfreiheit oder ein Schmerz manifestiert.

Aufwärmkontrolle

● **Ausgangsposition**: Legen Sie sich ausgestreckt und entspannt auf den Rücken. Die Handflächen ruhen auf dem Boden.

● **Erste Stellung**: Winkeln Sie das Knie, unter größter Achtsamkeit auf das geringste Gefühl einer Blockade, Einschränkung oder eines Schmerzes, langsam in Richtung Ihres Kopfes an. Gleiten Sie dabei sanft und ohne zu forcieren mit der Fußsohle über den Boden, und bringen Sie die Ferse so nah wie möglich an Ihr Gesäß. Heben Sie den Oberschenkel bis zu einem rechten Winkel zum Boden an, und lassen Sie dabei den unteren Teil des Beines herabhängen.

● **Zweite Stellung**: Senken Sie den Oberschenkel langsam wieder ab, bis die Fußsohle den Boden berührt. Strecken Sie dann, mit der Fußsohle über den Boden gleitend, das Bein wieder aus.

● **Bewertung**: Beobachten Sie, bei welcher der beiden Stellungen Sie die größere Blockade oder den größeren Schmerz verspüren.

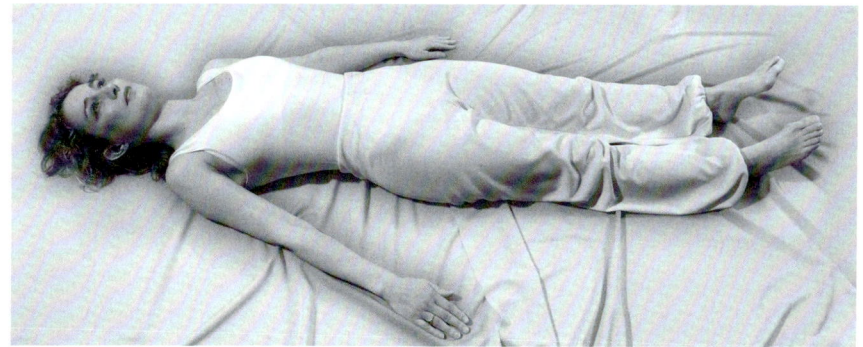

Ausgangsposition

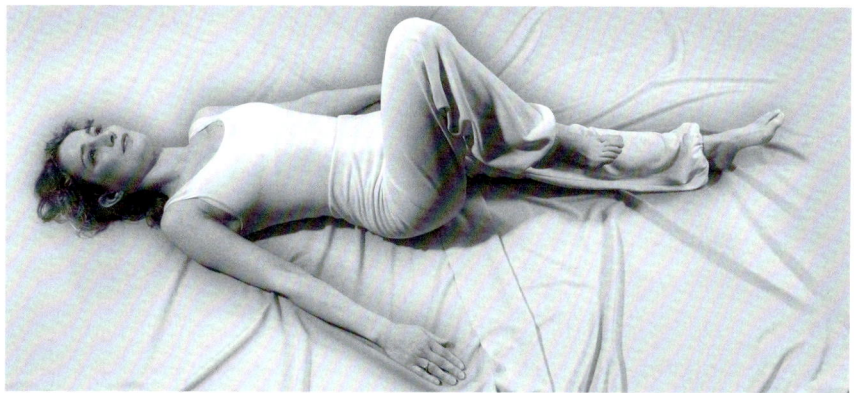

Erste Stellung

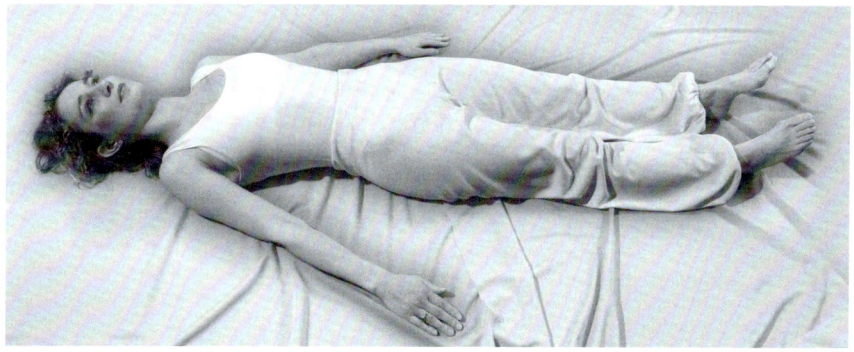

Zweite Stellung

99

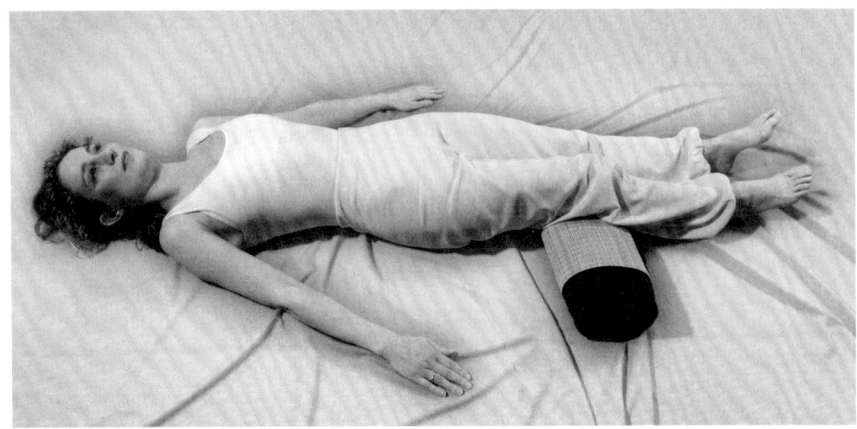

Das Arkana

● Das Arkana wird in der Stellung ausgeführt, die bei der Aufwärmkontrolle am wenigsten blockiert oder schmerzhaft war. Bei der Ausübung der zweiten Stellung mit lang ausgestreckten Beinen muss ein kleines Kissen unter das Kniegelenk geschoben werden. Während der Ausführung des Arkanas muss das Kniegelenk auf dieses Kissen gedrückt werden. Für eine bessere Konzentration und größere Sensibilität für die sich manifestierenden Gefühle wird empfohlen, die Augen während der Übung geschlossen zu halten.

● Die Stellung wird langsam gleichzeitig mit einer Ausatmung eingenommen. Anschließend praktiziert man unter Beibehaltung dieser Stellung fünfmal in Folge die spezielle Bauchatmung: „Nase-einat-men", Pause mit einem Anhalten des Atems für fünf Sekunden, „Mund-ausat-men" und Atmungspause für fünf Sekunden.

● Mit dem sechsten Atemzug geht man zurück in die Ausgangsposition.

Abschließende Vergleichskontrolle

◉ Diese Kontrolle wird mit höchster Konzentration ausgeführt, damit man das leiseste Gefühl, die geringste Veränderung wahrnimmt.

◉ Praktizieren Sie, ausgehend von der Ausgangsposition, langsam die erste Stellung (siehe Seite 98 f.). Gehen Sie zurück in die Ausgangsposition, pausieren Sie für zwei Sekunden, und führen Sie dann die zweite Stellung aus. Atmen Sie während dieser beiden Phasen ganz natürlich.

◉ Bewertung: Hat sich die Blockade oder Einschränkung der Flexibilität verbessert? Hat der Schmerz nachgelassen oder ist er verschwunden? Bewerten Sie in Prozentpunkten.

Anmerkungen

◉ Das Arkana wird immer still und mit höchster Konzentration ausgeführt.

◉ Das Arkana wird immer im Verhältnis zu seiner momentanen Notwendigkeit praktiziert. Die Seite mit den größeren Schmerzen kann von Mal zu Mal wechseln.

◉ Wiederholen Sie diese Übung zwei- bis dreimal pro Tag, aber niemals nach der Einnahme einer Mahlzeit, denn dann ist die selbstregulierende Kraft am wenigsten verfügbar, da sie vom Verdauungsvorgang in Anspruch genommen wird.

◉ Die Heilung tritt ein, weil man der Kraft der Selbstregulation, die durch das Verharren in der Stellung und Gestik sowie die Achtsamkeit auf die spezifische Bauchatmung aktiviert wird, ihren Raum lässt.

Hüftgelenk und psychische Haltung

Probleme mit diesem Gelenk sind häufig ein Hinweis auf Schwierigkeiten mit dem Weiterkommen im Leben, da insbesondere das Hüftgelenk das Fortschreiten durch das wechselseitige Voreinandersetzen der Füße ermöglicht. Diese Blockaden können sich manifestieren, weil wir in unserem Leben oder einem Lebensbereich keine Fortschritte erzielen oder aber zu sehr fortschreiten, zu viel unternehmen wollen, obwohl wir manchmal eine Phase der Ruhe und Regeneration benötigen. Wenn wir uns nicht in Richtung unseres Ziels bewegen, kann sich das negativ auf dieses Gelenk auswirken. Allgemein ist es unser Mangel an Stabilität und Selbstvertrauen, der uns daran hindert, uns klar im Leben und zu unseren Zielen zu positionieren. Probleme mit diesem Gelenk sind manchmal auch Ausdruck eines Mangels an Selbstsicherheit und der Unfähigkeit, die Befriedigung der eigenen Bedürfnisse zu gewährleisten.

Selbstausrichtung der Hüfte

Anmerkung

● Diese Selbstausrichtung wird mit der Hüftseite ausgeführt, an der sich eine Blockade, eine Einschränkung der Bewegungsfreiheit oder ein Schmerz manifestiert, insbesondere dann, wenn eine unterschiedliche Beinlänge festgestellt wird. In diesem Fall wird diese Selbstausrichtung mit der Seite des längeren Beins praktiziert. Führen Sie im Zweifelsfall diese Übung mit beiden Seiten durch.

Selbstausrichtung der Hüfte

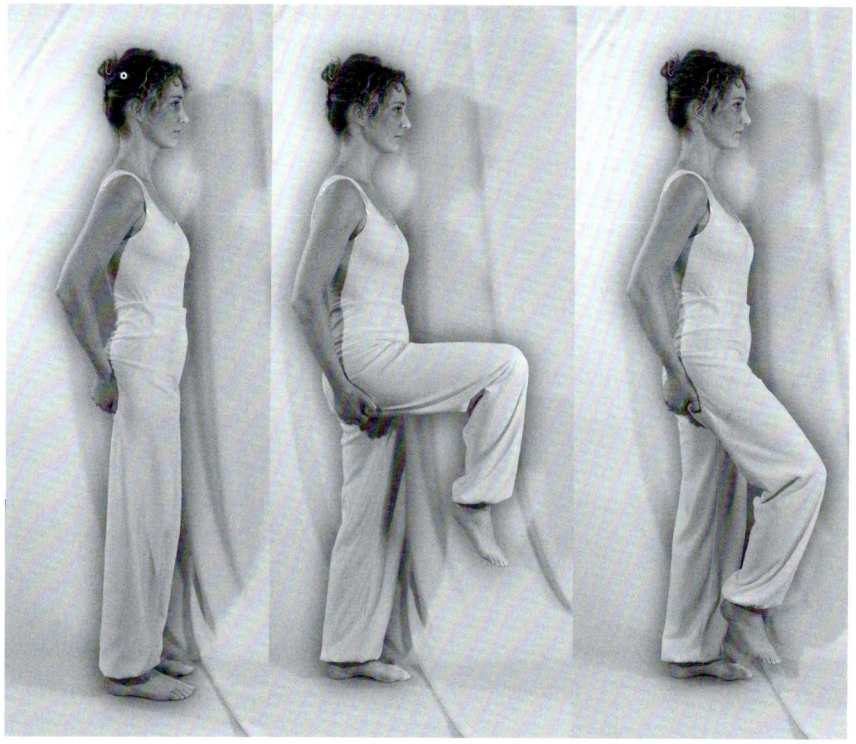

⬤ Umfassen Sie mit einer Hand Ihren Oberschenkel direkt unterhalb der Gesäßbacke.

⬤ Winkeln Sie das Bein bis zu einem rechten Winkel an.

⬤ Strecken Sie das Bein, und ziehen Sie mit der Hand gleichzeitig den Oberschenkelmuskel nach oben. Lösen Sie den Griff Ihrer Hand, sobald der Fuß (oder in liegender Position das Bein) wieder flach auf dem Boden ruht.

Variante der Selbstausrichtung der Hüfte

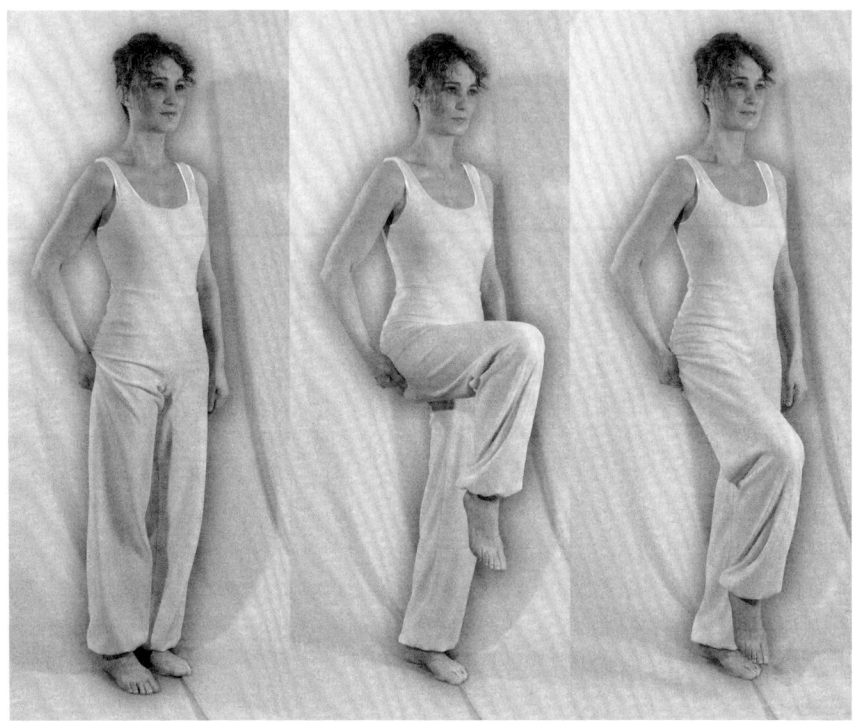

● Statt den Oberschenkel mit der ganzen Hand zu umfassen, können Sie mit der geballten Faust einfach Druck auf die Spitze des Oberschenkelknochens (Großer Rollhügel/*Trochanter major*) ausüben. Halten Sie diese Stellung bei, bis Ihr Bein wieder vollständig gestreckt ist und auf dem Boden steht.

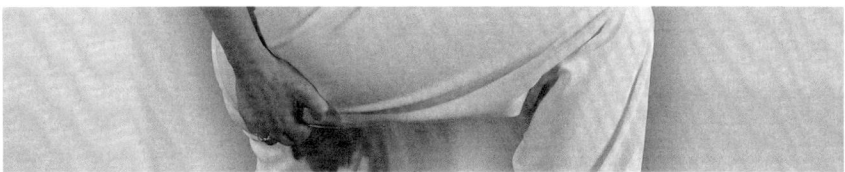

Selbstausrichtung der Hüfte in liegender Position

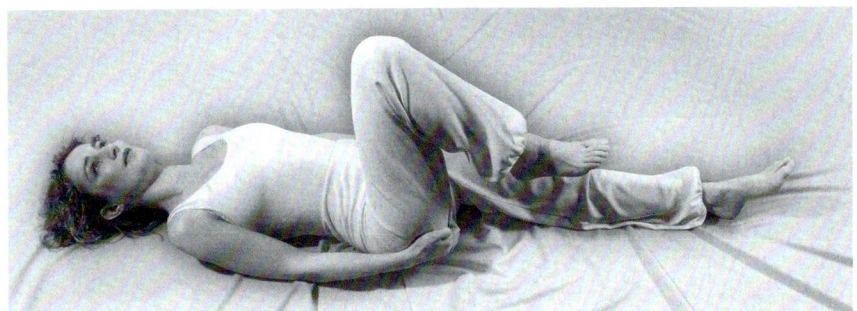

Selbstausrichtung des rechten Hüftgelenks mit der vollständigen Hand

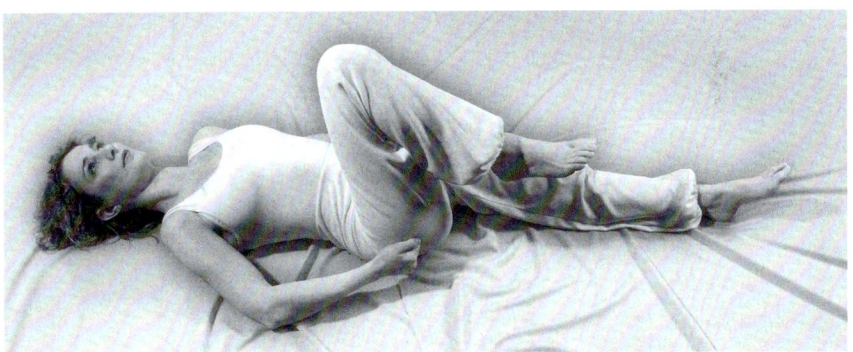

Selbstausrichtung des rechten Hüftgelenks durch Druckausübung mit der Faust

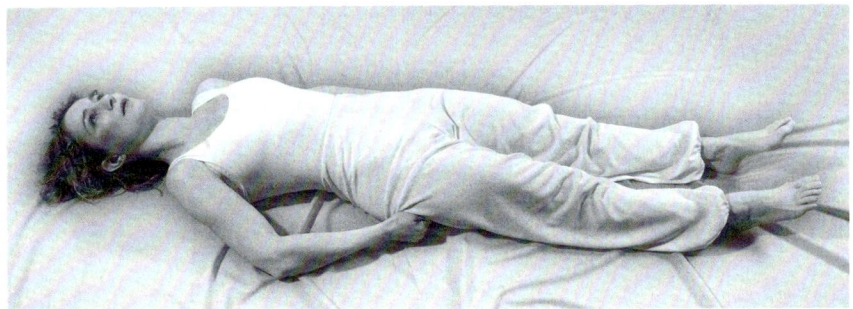

Beidseitige Selbstausrichtung der Hüften

Diese Übung wird in liegender Position auf dieselbe Weise wie die einfache Selbstausrichtung der Hüfte ausgeführt, aber nun auf beiden Seiten. Sie nehmen also beide Hände für die gleichzeitige Ausrichtung beider Seiten zu Hilfe. Winkeln Sie beide Beine an, strecken Sie sie langsam wieder aus und ziehen Sie dabei entweder mit den Händen die Oberschenkelmuskeln nach oben oder drücken Sie die geballten Fäuste auf die Spitzen der Großen Rollhügel.

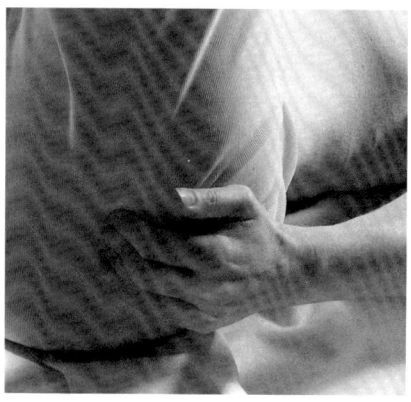 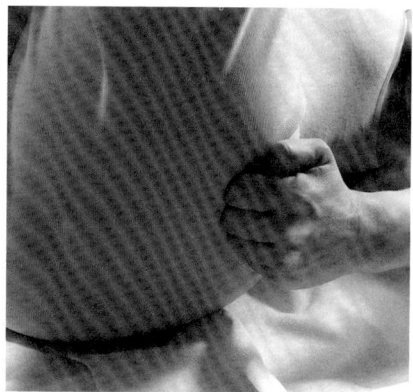

*Ziehen Sie mit den Händen
die Oberschenkelmuskeln nach oben.*

*Oder drücken Sie mit geballten Fäusten
auf die Großen Rollhügel.*

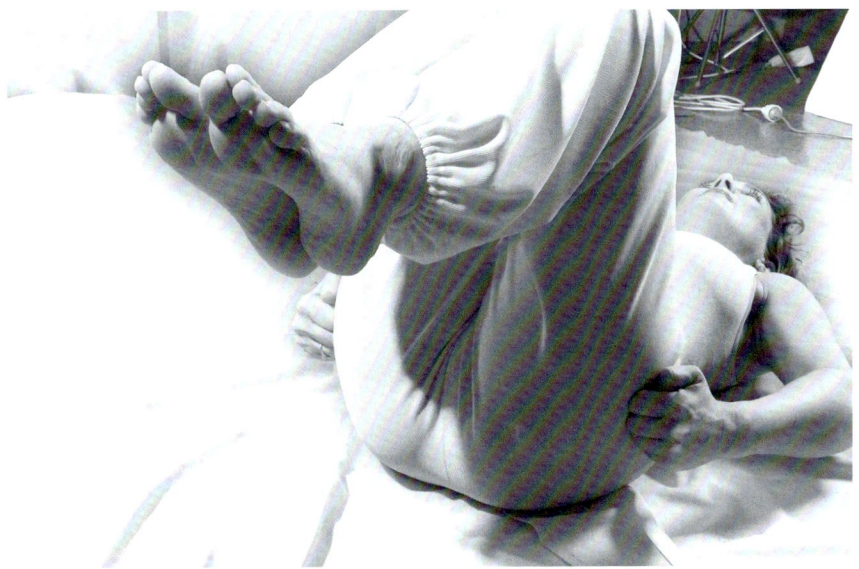

Beidseitige Selbstausrichtung der Hüften

Empfehlung

● Diese Übungen der Selbstausrichtung, insbesondere die der Hüfte, werden in den ersten Monaten der Praxis sehr häufig wiederholt. Das gilt vor allem immer bei einer Veränderung der Körperstellung: Wenn Sie aus der liegenden in eine sitzende oder stehende Position wechseln, das Bett verlassen, aus dem Sessel oder von einem Stuhl aufstehen oder aus Ihrem Auto aussteigen. Es ist notwendig, dass Ihre Muskeln, Sehnen und Gelenke wieder die richtige Position einnehmen. In dieser Hinsicht gibt es keine bessere Lösung als die regelmäßige Praxis. Diese garantiert dauerhafte Ergebnisse und beansprucht lediglich eine Viertelstunde Ihrer Zeit!

Das Therapeutische Arkana der Hüfte

Anmerkung

Dieses Arkana wird an der Hüftseite ausgeführt, an der sich eine Blockade, eine Einschränkung der Bewegungsfreiheit oder ein Schmerz manifestiert.

Aufwärmkontrolle

● **Ausgangsposition**: Stehen Sie aufrecht, die Füße parallel zueinander leicht auseinander gestellt. Lassen Sie Ihre Arme an den Seiten des Körpers herabhängen. Der gesamte Körper befindet sich während der Dauer des Arkanas in einem Zustand größtmöglicher Entspannung.

● **Erste Stellung**: Manifestiert sich ein Schmerz beispielsweise in der linken Hüfte, setzen Sie den linken Fuß langsam einen Schritt nach vorne, und bewegen Sie ihn dann langsam zurück in die Ausgangsposition.

● **Zweite Stellung**: Nun setzen Sie denselben Fuß langsam einen Schritt nach hinten und bewegen ihn dann langsam zurück in die Ausgangsposition.

● **Bewertung**: Beobachten Sie, bei welcher der beiden Stellungen (Schritt nach vorne oder nach hinten) Sie die größere Blockade oder den größeren Schmerz verspüren.

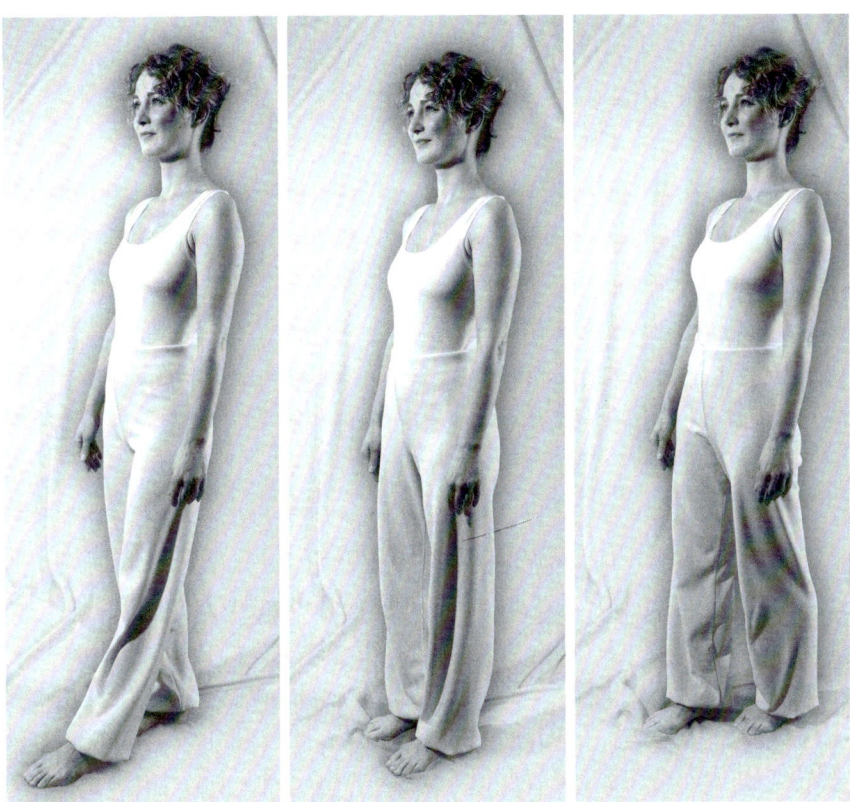

Anmerkung

● Die Heilung tritt ein, weil man der Kraft der Selbstregulation, die durch das Verharren in der Stellung und Gestik sowie die Achtsamkeit auf die spezifische Bauchatmung aktiviert wird, ihren Raum lässt.

Das Arkana

● Das Arkana wird in der Stellung ausgeführt, die bei der Aufwärmkontrolle am wenigsten blockiert oder schmerzhaft war. Achten Sie bei der gesamten Ausübung des Arkanas auf die leisesten Gefühle.

● Wählen Sie die Richtung der Fußstellung (nach vorne oder hinten), die Ihnen bei der Aufwärmkontrolle die geringsten Schmerzen oder Schwierigkeiten bereitet hat. Die Stellung wird langsam mit einer gleichzeitigen Ausatmung eingenommen. Anschließend praktiziert man, unter Beibehaltung dieser Stellung, fünfmal in Folge die spezielle Bauchatmung: „Nase-einat-men", Pause mit einem Anhalten des Atems für fünf Sekunden, „Mun-dausat-men" und Atmungspause für fünf Sekunden.

● Der gesamte Körper befindet sich während der Dauer des Arkanas in einem Zustand größtmöglicher Entspannung.

● Mit dem sechsten Atemzug geht man zurück in die Ausgangsposition.

Abschließende Vergleichskontrolle

● Diese Kontrolle wird mit höchster Konzentration ausgeführt, damit man das leiseste Gefühl, die geringste Veränderung wahrnimmt.

● Praktizieren Sie, ausgehend von der Ausgangsposition, langsam die erste Stellung (siehe Seite 108 f.). Gehen Sie zurück in die Ausgangsposition, pausieren Sie für zwei Sekunden, und führen Sie dann die zweite Stellung aus. Atmen Sie während dieser beiden Phasen ganz natürlich.

● Bewertung: Hat sich die Blockade oder Einschränkung der Flexibilität verbessert? Hat der Schmerz nachgelassen oder ist er verschwunden? Bewerten Sie in Prozentpunkten.

5

PRAXIS DER THERAPEUTISCHEN RÜCKENÜBUNGEN

ÜBUNGEN DER SELBSTAUSRICHTUNG

DIE THERAPEUTISCHEN ARKANAS

DIE HALSWIRBEL

Die Verbindung zwischen Halswirbeln, Krankheiten
und psychischer Haltung

Selbstausrichtung der Halswirbel

Die Therapeutischen Arkanas der Halswirbel

Die Verbindung von Halswirbeln, Krankheiten und psychischer Haltung

Krankheiten oder physische Störungen in Verbindung mit den Halswirbeln

● C1: Hypertonie, Schwindelgefühle, Halbseitenlähmung (Hemiplegie), Gedächtnisverlust, Konzentrationsstörungen, Ermüdung, Migräne, Kopfschmerzen.

● C2: Sinusstörungen, Sehstörungen, Schwerhörigkeit/Taubheit, Innenohrschmerzen.

● C3: Ohrgeräusche, Gesichtsneuralgie, Zahn- oder Zahnfleischprobleme, Karies, Parodontose, Gingivitis, Akne.

● C4: Chronische Rhinopathie (Schnupfen), Gehörverlust, Schwerhörigkeit/Taubheit, Polypen, rissige Lippen.

● C5: Laryngitis, Pharyngitis, chronische Erkältungen.

● C6: Husten, Angina, Torticollis, Armschmerzen, Schilddrüsenprobleme.

● C7: Schilddrüsenprobleme, Erkältungen, Schulterschmerzen, Depression, Angstzustände.

Psychische Störungen in Verbindung mit den Halswirbeln

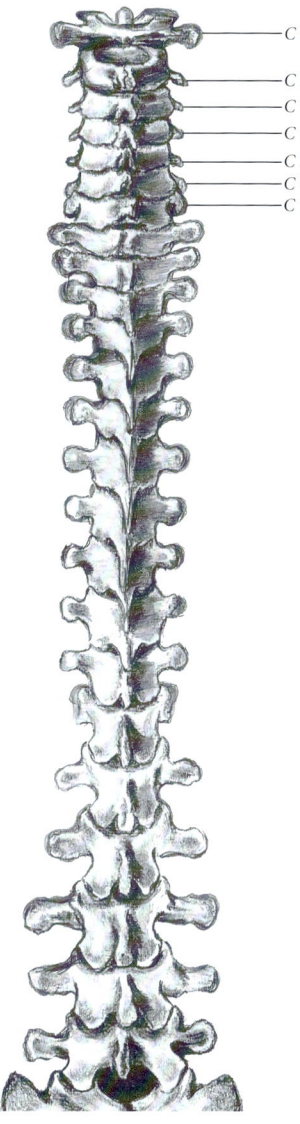

C 1
C 2
C 3
C 4
C 5
C 6
C 7

● C1: Probleme mit Autoritäten: Eltern, Erziehern, Vorgesetzten, Göttern. Neigung zur Intellektualisierung, sich in Einzelheiten verlieren, keinen Gesamtüberblick haben.

● C2: „Vogel-Strauß"-Verhalten, den Kopf in den Sand stecken, nichts oder alles sehen wollen, in Sorglosigkeit verfallen.

● C3 und C4: Verweigerung der Annahme von Ratschlägen, Unfähigkeit des Hörens und Zuhörens, Schuldgefühle, Rastlosigkeit, Instabilität, kein Ankerpunkt, Beeinflussbarkeit, Launenhaftigkeit.

● C5 und C6: „Kloß im Hals", Unfähigkeit des Schluckens bestimmter Dinge, des Ausdrucks und der Festlegung.

● C7: Gefühl der Unterdrückung, Minderwertigkeit oder Demütigung, Unfähigkeit der Selbstverteidigung, stilles Leiden.

Selbstausrichtung der Halswirbel

● Legen Sie Ihre Fingerspitzen in die Mulden der Muskelstränge, und ertasten Sie die empfindlichen Punkte entlang des Nackens. Heben Sie den Kopf, und bringen Sie den Nacken in eine leichte anatomische Rückneigung.

● Drehen Sie den Kopf leicht nach rechts und links, als wollten Sie ein „Nein" ausdrücken. Wenn Sie empfindliche Punkte entdecken, führen Sie diese Kopfbewegung von rechts nach links weiter durch. Pressen Sie sanft und ohne großen Druck, oder klopfen Sie mit den Fingerspitzen wie beim Klavierspiel auf den empfindlichen Wirbel. Der Druck darf niemals schmerzhaft, sondern muss immer angenehm sein.

Empfehlung

● Praktizieren Sie diese Übung regelmäßig, da sie Ihre Halswirbelprobleme wirksam lindert.

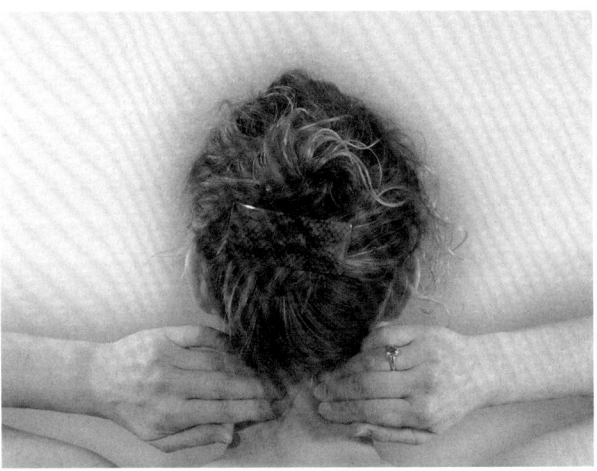

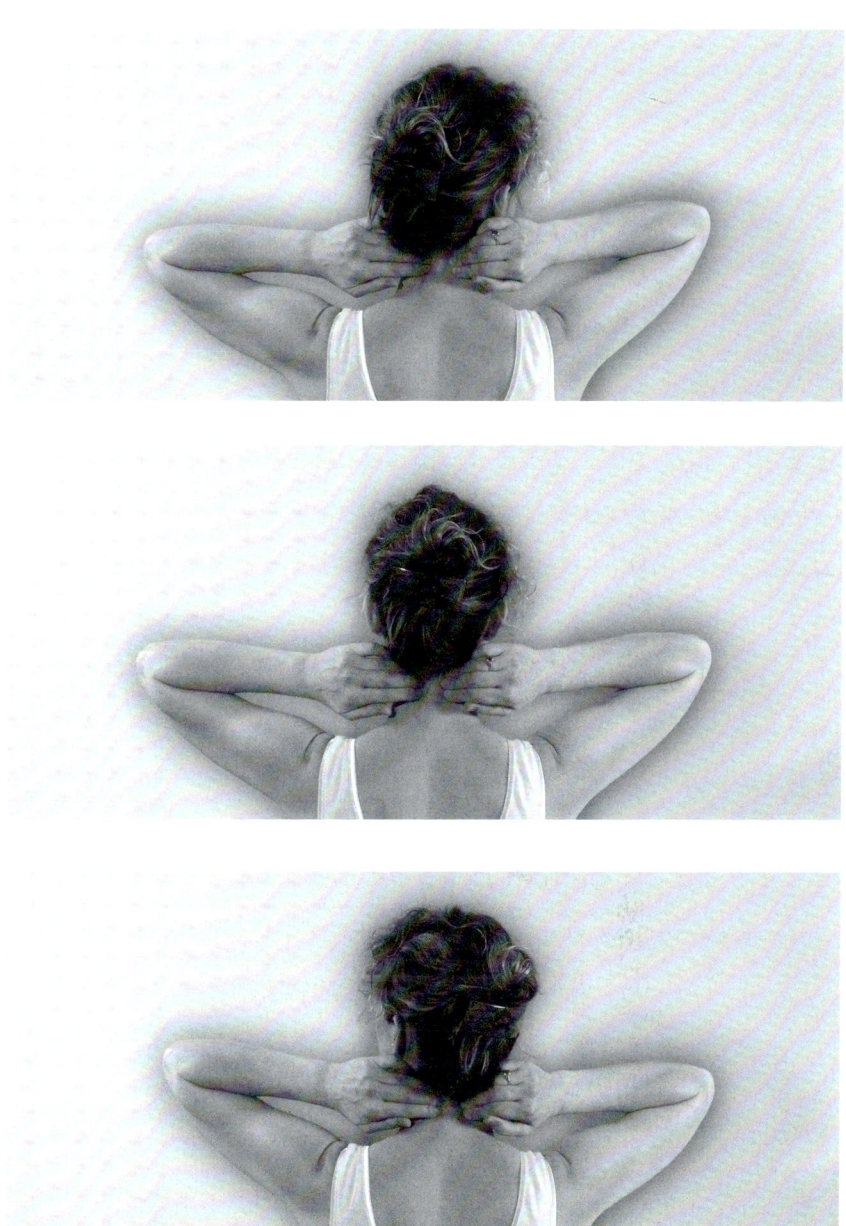

Selbstausrichtung der Halswirbel

Spezialübung (in liegender Stellung)

● Legen Sie sich auf den Rücken. Die Beine liegen parallel in ausgestreckter Stellung. Die Arme sind leicht vom Körper abgewinkelt, die Handflächen ruhen auf dem Boden. Das Kinn ist leicht angehoben.

● Drehen Sie den Kopf nach links, während Sie den rechten Arm nach außen und die Handfläche nach oben drehen.

● Kehren Sie die Bewegung um. Drehen Sie den Kopf nach rechts, während Sie den rechten Arm nach innen und die Handfläche nach unten drehen. Drehen Sie gleichzeitig den linken Arm nach außen und die Handfläche nach oben.

● Führen Sie diese Übung dreimal in Folge aus.

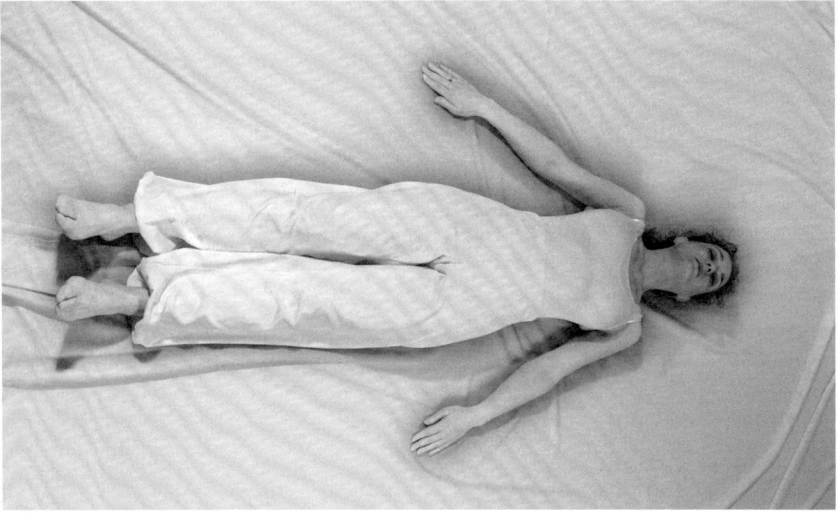

Ausgangsposition

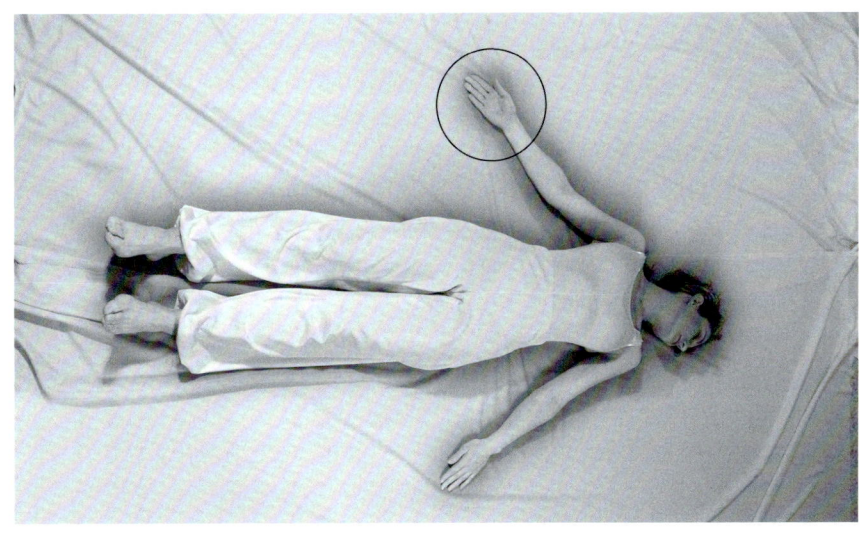

Die Arme bilden einen Winkel von 20° zum Körper.

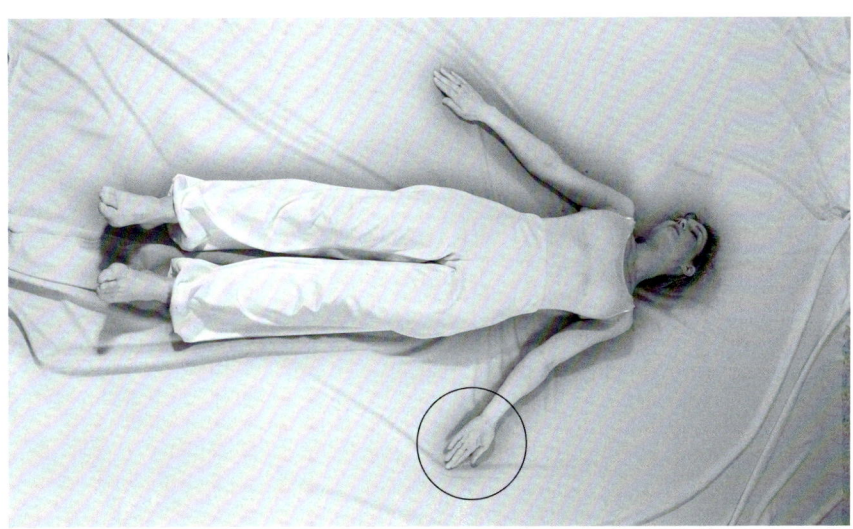

● Führen Sie diese Übung erneut dreimal mit den Armen in einem Winkel von 45° zum Körper aus.

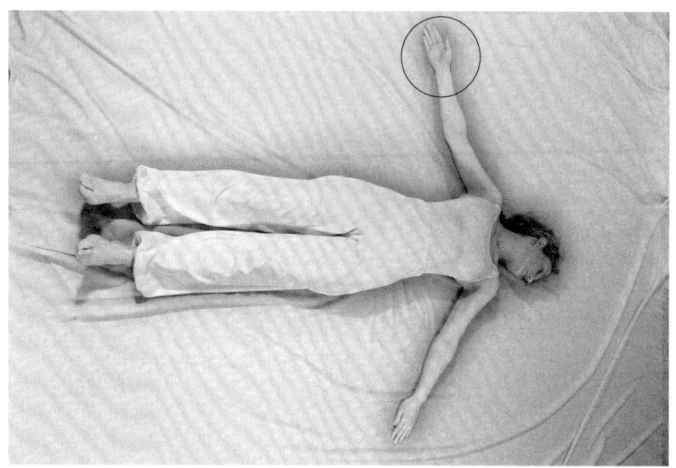

Die Arme bilden einen Winkel von 45° zum Körper.

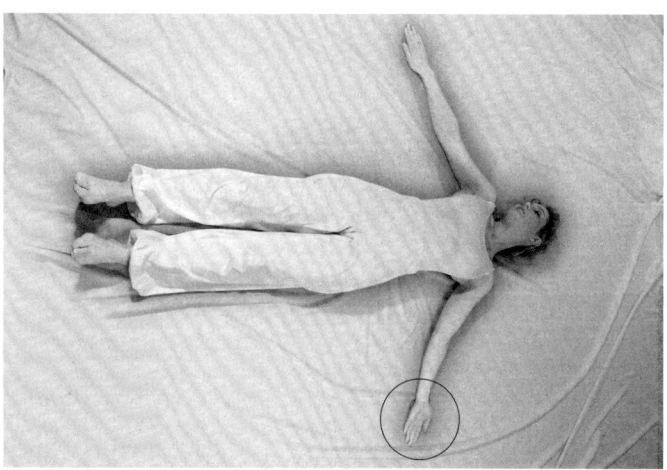

Führen Sie diese Übung anschließend dreimal mit den Armen in einem Winkel von 90° zum Körper aus. Die Selbstausrichtung wird immer sanft und ohne zu forcieren vor allem in Höhe des Nackens ausgeführt.

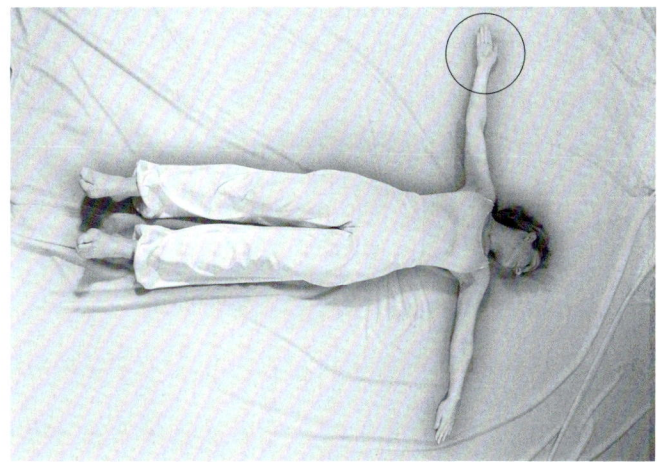

Die Arme bilden einen Winkel von 90° zum Körper.

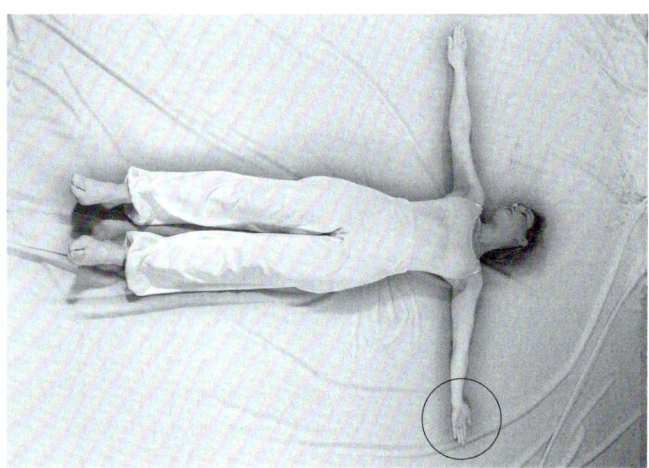

Selbstausrichtung der Halswirbel

Spezialübung der Wirbel C6 bis C7

● Diese Übung wird mit dem Kopf in aufrechter Haltung oder leichter Rückneigung ausgeführt. Die Fingerspitzen werden vor dem Trapezmuskel und direkt am Halsansatz in die Mulde der Muskeln gelegt.

● Drehen Sie den Kopf nach rechts und links, als wollten Sie ein „Nein" ausdrücken, und drücken Sie die Finger nach unten.

● Gehen Sie sehr sanft vor, denn diese Selbstausrichtung ist schmerzhaft.

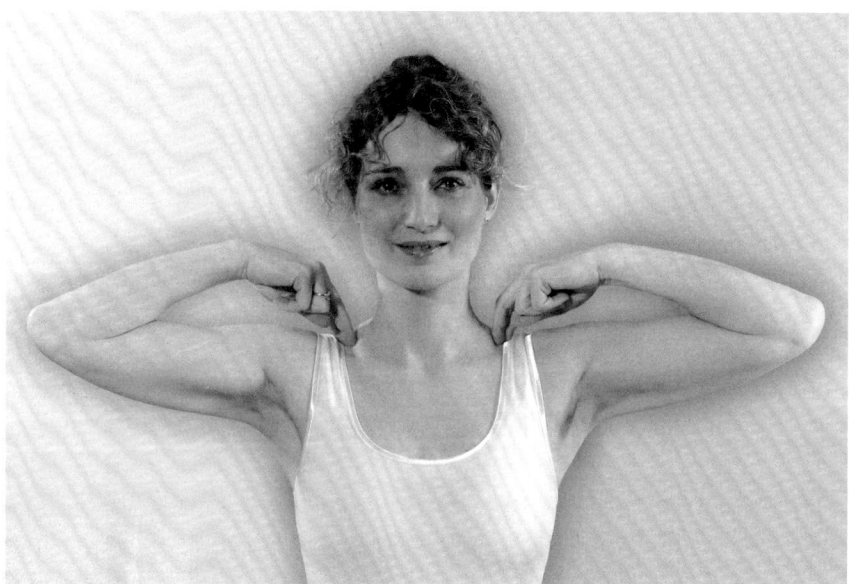

Ausgangsposition

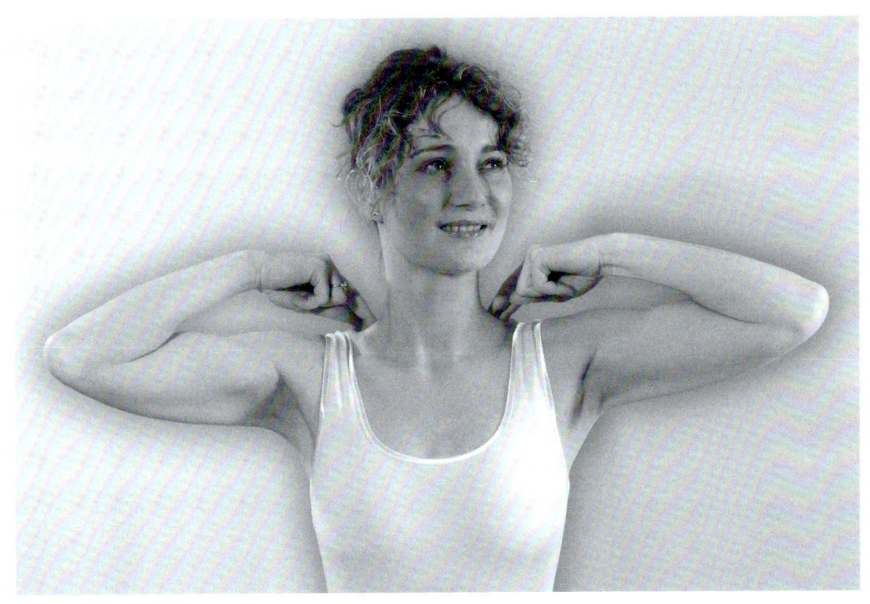

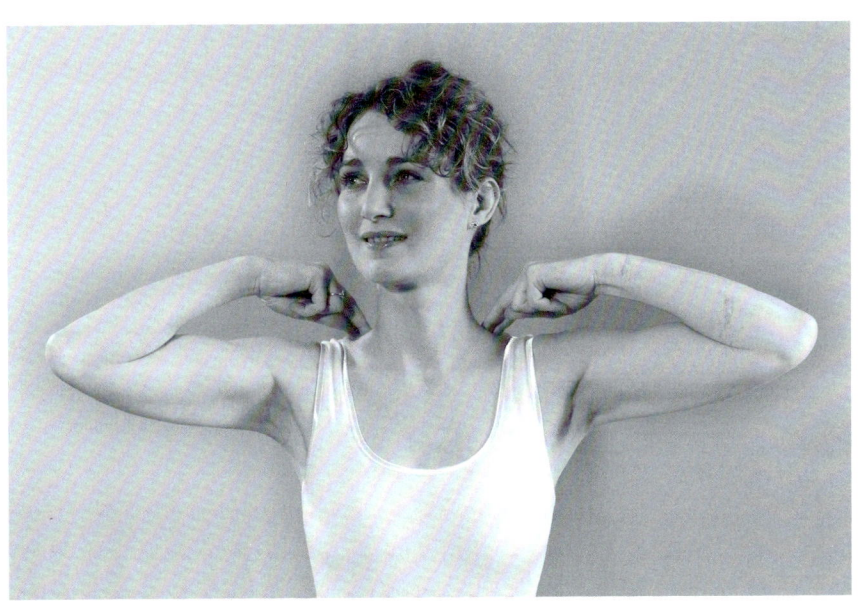

Das Therapeutische Arkana der Halswirbel (1)

Horizontalebene (TAHW 1H)

Aufwärmkontrolle

● **Ausgangsposition**: Setzen Sie sich auf einen Hocker. Halten Sie den Rücken gerade und den Kopf aufrecht in der verlängerten Achse der Wirbelsäule. Legen Sie Ihre Hände auf die Oberschenkel, und stellen Sie die Fußsohlen flach auf den Boden. Der gesamte Körper befindet sich in einem Zustand der größtmöglichen Entspannung.

● **Erste Stellung**: Drehen Sie den Kopf, unter größter Achtsamkeit auf das geringste Gefühl einer Blockade, Einschränkung oder eines Schmerzes, langsam und ohne zu forcieren nach rechts. Unterbrechen Sie diese Drehbewegung beim geringsten Blockade- oder Schmerzgefühl. Gehen Sie dann langsam für zwei Sekunden zurück in die Ausgangsposition, und führen Sie dann die zweite Stellung aus.

● **Zweite Stellung**: Drehen Sie wie in der ersten Stellung den Kopf langsam und ohne zu forcieren nach links, und gehen Sie dann langsam zurück in die Ausgangsposition.

● **Bewertung**: Beobachten Sie, bei welcher der beiden Stellungen Sie die größere Blockade oder den größeren Schmerz verspüren.

Empfehlung

● Legen Sie zur Unterstützung Ihrer aufrechten Kopfhaltung den Zeige- und Mittelfinger Ihrer rechten/linken Hand auf Ihre linke/rechte Wange. Der Ellbogen ruht dabei in der Fläche Ihrer linken/rechten Hand.

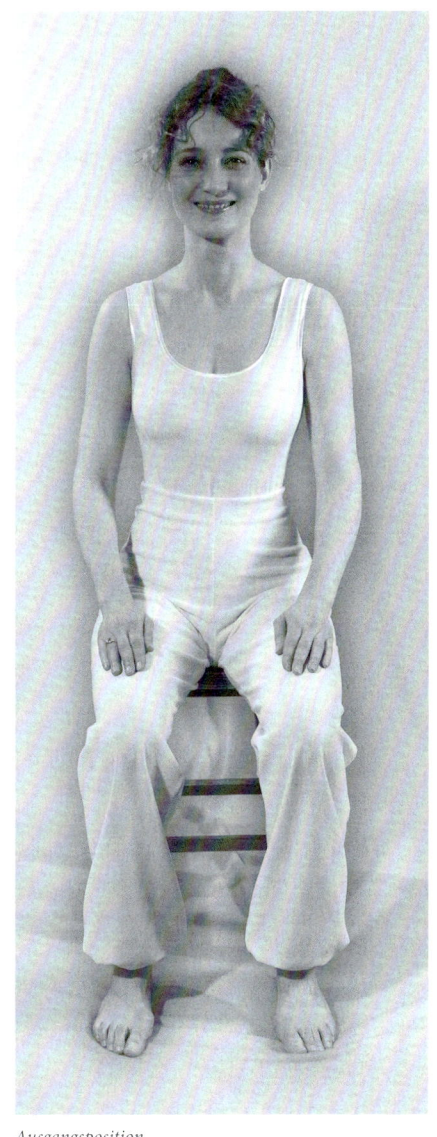

Ausgangsposition

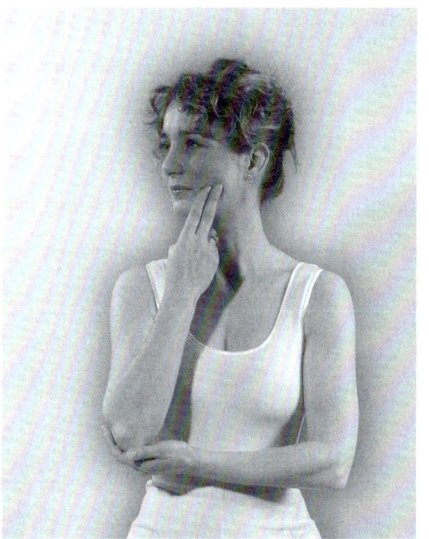

Erste Stellung

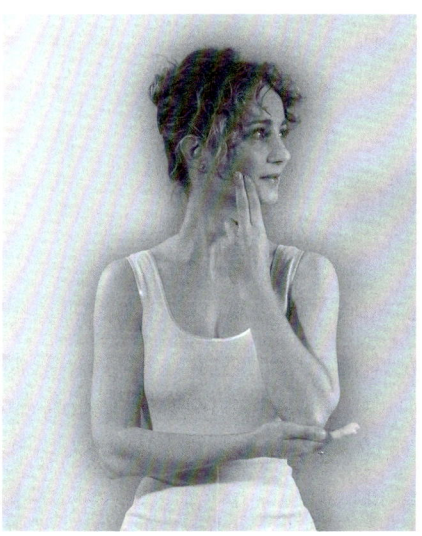

Zweite Stellung

Das Arkana

● Das Arkana wird in der Stellung ausgeführt, die bei der Aufwärmkontrolle am wenigsten blockiert oder schmerzhaft oder deren Flexibilität am geringsten eingeschränkt war. Für eine bessere Konzentration und größere Sensibilität für die sich manifestierenden Gefühle wird empfohlen, die Augen während der Übung geschlossen zu halten.

● Die Stellung in der schmerzfreiesten Richtung wird langsam gleichzeitig mit einer Ausatmung eingenommen. Anschließend praktiziert man unter Beibehaltung dieser Stellung fünfmal in Folge die spezifische Bauchatmung: „Nase-einat-men", Pause mit einem Anhalten des Atems für fünf Sekunden, „Mund-ausat-men" und Atmungspause für fünf Sekunden.

● Der Körper befindet sich während der gesamten Dauer des Arkanas in einem Zustand größtmöglicher Entspannung.

● Mit dem sechsten Atemzug geht man zurück in die Ausgangsposition.

Anmerkungen

● Diese Methode des geringsten Widerstandes des Therapeutischen Arkanas basiert auf der Tatsache, dass der Organismus während der Praxis des Arkanas auf einfache Weise lernt, auf seiner beschwerdefreien Seite besser zu funktionieren. Anschließend wendet er diese Schulung auf natürliche Weise auf seiner Seite mit der größeren Erkrankung oder Störung an.

● Die Heilung tritt ein, weil man der Kraft der Selbstregulation, die durch das Verharren in der Stellung und Gestik sowie die Achtsamkeit auf die spezifische Bauchatmung aktiviert wird, ihren Raum lässt.

Abschließende Vergleichskontrolle

● Diese Kontrolle wird mit höchster Konzentration ausgeführt, damit man das leiseste Gefühl, die geringste Veränderung wahrnimmt.

● Praktizieren Sie, ausgehend von der Ausgangsposition, langsam die erste Stellung (siehe Seite 124 ff.). Gehen Sie zurück in die Ausgangsposition, pausieren Sie für zwei Sekunden, und führen Sie dann die zweite Stellung aus. Atmen Sie während dieser beiden Phasen ganz natürlich.

● Bewertung: Hat sich die Blockade oder Einschränkung der Flexibilität verbessert? Hat der Schmerz nachgelassen oder ist er verschwunden? Bewerten Sie in Prozentpunkten.

Empfehlung

● Wiederholen Sie diese Übung zwei- bis dreimal pro Tag, aber niemals nach der Einnahme einer Mahlzeit, denn dann ist die selbstregulierende Kraft am wenigsten verfügbar, da sie vom Verdauungsvorgang in Anspruch genommen wird.

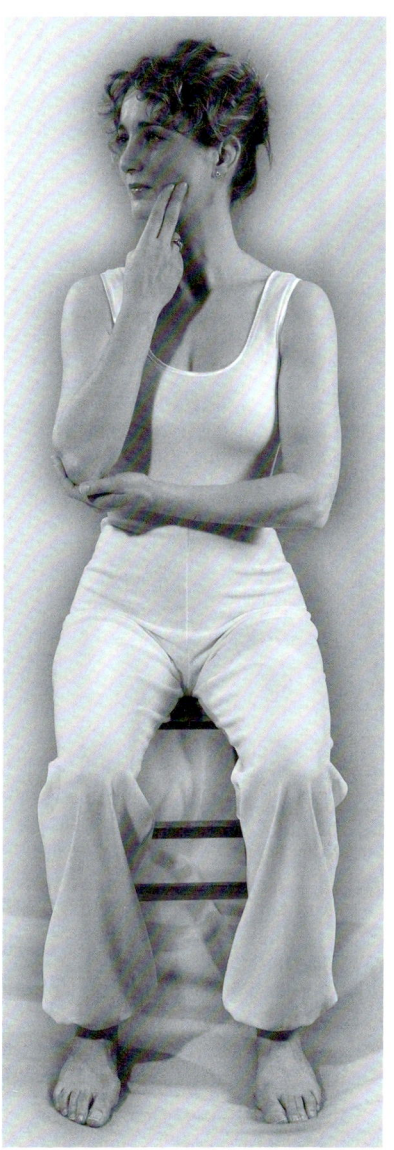

Das Therapeutische Arkana der Halswirbel (2)

Frontalebene (TAHW 2F)

Aufwärmkontrolle

● **Ausgangsposition**: Setzen Sie sich auf einen Hocker. Halten Sie den Rücken und den Kopf gerade in der verlängerten Achse der Wirbelsäule. Legen Sie Ihre Hände auf die Oberschenkel, und stellen Sie die Fußsohlen flach auf den Boden. Der gesamte Körper befindet sich in einem Zustand der größtmöglichen Entspannung.

● **Erste Stellung**: Neigen Sie den Kopf, unter größter Achtsamkeit auf das geringste Gefühl einer Blockade, Einschränkung oder eines Schmerzes, langsam nach rechts, so dass sich Ihr Ohr der Schulter nähert. Achten Sie darauf, dass der Kopf sich weiterhin in der Achse der Halswirbel befindet. Es sind die Halswirbel, die sich neigen. Der Kopf selbst folgt dieser Neigung. Gehen Sie dann langsam für zwei Sekunden zurück in die Ausgangsposition, und führen Sie dann die zweite Stellung aus.

● **Zweite Stellung**: Neigen Sie den Kopf langsam nach links, so dass sich Ihr Ohr der Schulter nähert. Achten Sie darauf, dass der Kopf sich weiterhin in der Achse der Halswirbel befindet. Gehen Sie langsam zurück in die Ausgangsposition.

● **Bewertung**: Beobachten Sie, bei welcher der beiden Stellungen Sie die größere Blockade oder den größeren Schmerz verspüren.

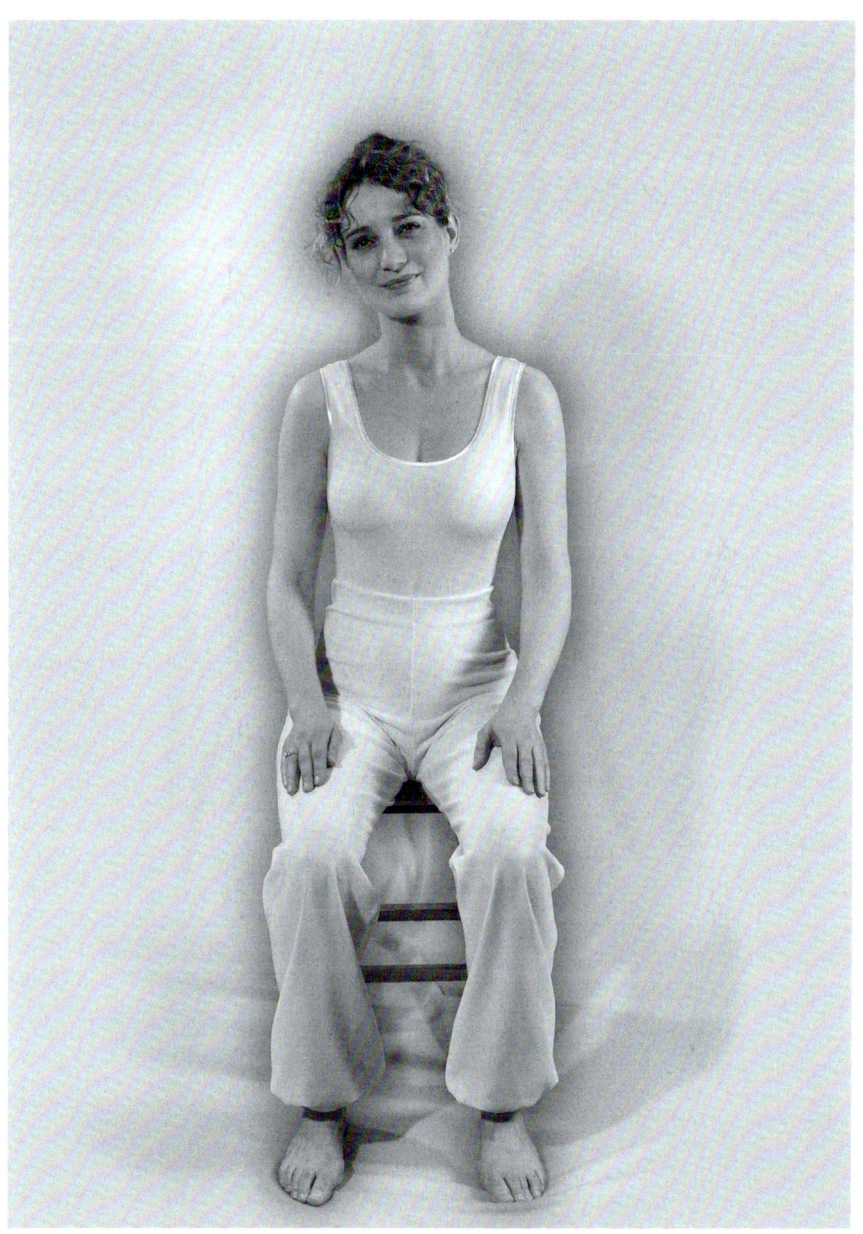

Das Arkana

● Das Arkana wird in der Stellung ausgeführt, die bei der Aufwärmkontrolle am wenigsten blockiert oder schmerzhaft oder deren Flexibilität am geringsten eingeschränkt war. Für eine bessere Konzentration und größere Sensibilität für die sich manifestierenden Gefühle wird empfohlen, die Augen während der Übung geschlossen zu halten.

● Die Stellung in der schmerzfreiesten Richtung wird langsam gleichzeitig mit einer Ausatmung eingenommen. Anschließend praktiziert man, unter Beibehaltung dieser Stellung, fünfmal in Folge die spezielle Bauchatmung: „Nase-einat-men", Pause mit einem Anhalten des Atems für fünf Sekunden, „Mund-ausat-men" und Atmungspause für fünf Sekunden.

● Der Körper befindet sich während der gesamten Dauer des Arkanas in einem Zustand größtmöglicher Entspannung.

● Mit dem sechsten Atemzug geht man zurück in die Ausgangsposition.

Anmerkung

● Während der Atmungspausen und des bewegungslosen Verharrens in der Stellung kann die selbstregulierende Energie wirksam agieren.

Abschließende Vergleichskontrolle

● Diese Kontrolle wird mit höchster Konzentration ausgeführt, damit man das leiseste Gefühl, die geringste Veränderung wahrnimmt.

● Praktizieren Sie, ausgehend von der Ausgangsposition, langsam die erste Stellung (siehe Seite 128 ff.). Gehen Sie zurück in die Ausgangsposition, pausieren Sie für zwei Sekunden, und führen Sie dann die zweite Stellung aus. Atmen Sie während dieser beiden Phasen ganz natürlich.

● Bewertung: Hat sich die Blockade oder Einschränkung der Flexibilität verbessert? Hat der Schmerz nachgelassen oder ist er verschwunden? Bewerten Sie in Prozentpunkten.

Anmerkungen

● Die Arkanas sind allgemein sehr wirkungsvoll: Das Leiden von Personen wird in den meisten Fällen gelindert. Einige Fälle werden bereits beim ersten Mal vollständig geheilt, andere um zwanzig bis achtzig Prozent gelindert. Bestimmte Personen fühlen sich bereits nach dem ersten Mal besser, andere müssen das vollständige Arkana mehrere Male wiederholen. (Entzündungen benötigen allgemein eine längere Heilungszeit als einfache Muskelspannungen oder Gelenkmikroluxationen.)

● Ein weiterer Grund des Scheiterns ist die Nichtbeachtung der Grundtechniken. Beispiel: Eine Person praktiziert die Übung auf der Körperseite mit den größeren Schmerzen oder führt eine unzureichende oder zu hohe Anzahl der spezifischen Atemübungen aus.

Das Therapeutische Arkana der Halswirbel (3)

Sagittalebene (TAHW 2S)

Aufwärmkontrolle

● **Ausgangsposition**: Setzen Sie sich auf einen Hocker. Halten Sie den Rücken und den Kopf in der verlängerten Achse der Wirbelsäule gerade. Legen Sie Ihre Hände auf die Oberschenkel, und stellen Sie die Fußsohlen flach auf den Boden. Der gesamte Körper befindet sich in einem Zustand der größtmöglichen Entspannung.

● **Erste Stellung**: Neigen Sie Kopf und Nacken, unter größter Achtsamkeit auf das geringste Gefühl einer Blockade, Einschränkung oder eines Schmerzes, langsam und ohne zu forcieren soweit wie möglich nach vorne. Gehen Sie langsam für zwei Sekunden zurück in die Ausgangsposition, und führen Sie dann die zweite Stellung aus.

● **Zweite Stellung**: Neigen Sie Kopf und Nacken langsam und ohne zu forcieren so weit wie möglich nach hinten. Gehen Sie dann langsam zurück in die Ausgangsposition.

● **Bewertung**: Beobachten Sie, bei welcher der beiden Stellungen Sie die größere Blockade oder den größeren Schmerz verspüren.

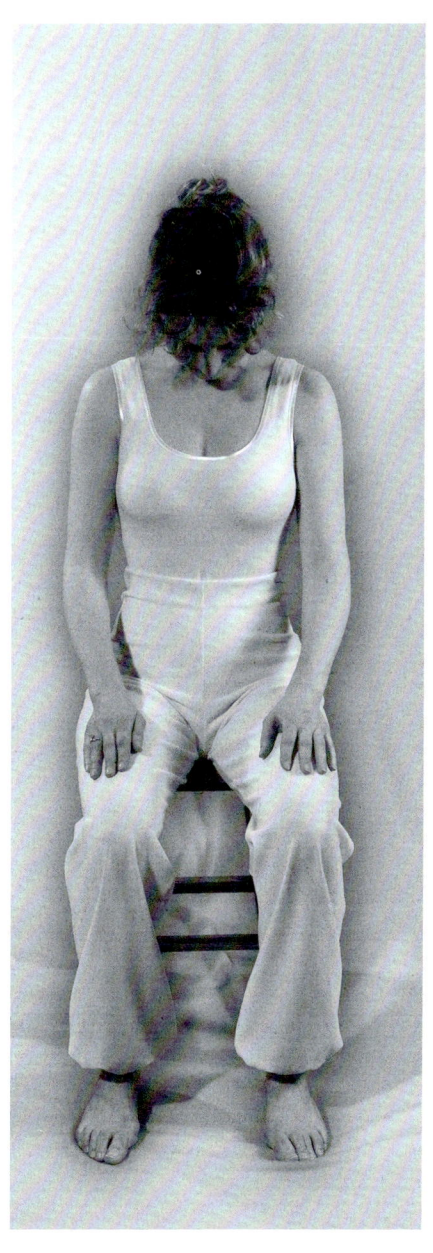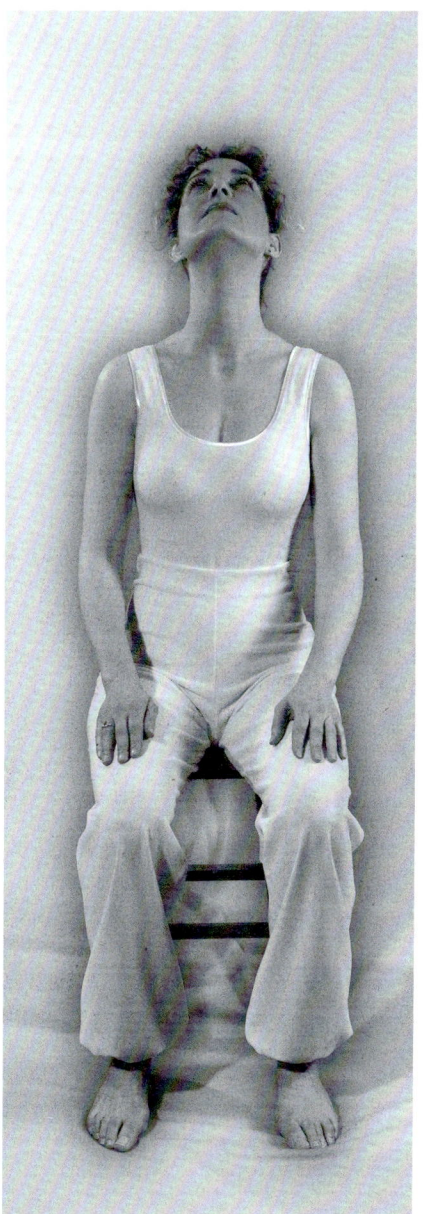

Das Arkana

● Das Arkana wird in der Stellung ausgeführt, die bei der Aufwärmkontrolle am wenigsten hinderlich oder schmerzhaft oder deren Flexibilität am geringsten eingeschränkt war. Für eine bessere Konzentration und größere Sensibilität für die sich manifestierenden Gefühle wird empfohlen, die Augen während der Übung geschlossen zu halten.

● Die Stellung in der schmerzfreiesten Richtung wird langsam gleichzeitig mit einer Ausatmung eingenommen. Anschließend praktiziert man, unter Beibehaltung dieser Stellung, fünfmal in Folge die spezielle Bauchatmung: „Nase-einat-men", Pause mit einem Anhalten des Atems für fünf Sekunden, „Mund-ausat-men" und Atmungspause für fünf Sekunden.

● Der Körper befindet sich während der gesamten Dauer des Arkanas in einem Zustand größtmöglicher Entspannung.

● Achten Sie darauf, dass der Rücken immer gerade ist und Sie Ihren Bewegungsablauf nicht erzwingen.

● Mit dem sechsten Atemzug geht man zurück in die Ausgangsposition.

Anmerkungen

Die Intelligenz des Körpers strebt auf natürliche Weise eine „Verganzheitlichung" an:

● Wenn Sie mit der gesunden Seite praktizieren, gehen die positiven Wirkungen auch auf die erkrankte Seite über.

● Wenn Sie auf einen Körperbereich einwirken, gehen die positiven Wirkungen auch auf den gesamten Rest des Körpers und von dort auf die Psyche über.

Abschließende Vergleichskontrolle

● Diese Kontrolle wird mit höchster Konzentration ausgeführt, damit man das leiseste Gefühl, die geringste Veränderung wahrnimmt.

● Praktizieren Sie, ausgehend von der Ausgangsposition, langsam die erste Stellung (siehe Seite 132 ff.). Gehen Sie zurück in die Ausgangsposition, pausieren Sie für zwei Sekunden, und führen Sie dann die zweite Stellung aus. Atmen Sie während dieser beiden Phasen ganz natürlich.

● Bewertung: Hat sich die Blockade oder Einschränkung der Flexibilität verbessert? Hat der Schmerz nachgelassen oder ist er verschwunden? Bewerten Sie in Prozentpunkten.

Anmerkung

● Die Ergebnisse sind abhängig von einer präzisen Ausübung der Praxis unter Beachtung der Indikationen.

Empfehlungen

● Legen Sie nach jedem Arkana eine Ruhephase von gleicher Dauer wie bei seiner Ausführung ein.

● Trinken Sie nach der Praxis der Therapeutischen Arkanas ausreichend und so häufig wie möglich stilles, reines Wasser.

Erinnerungspunkte

● Das Therapeutische Arkana wirkt gleichzeitig auf Blockaden der Muskeln und Gelenke oder Wirbel, auf den Energiefluss sowie auf die Übertragung von Informationen über die Neurotransmitter ein.

● Wird das Therapeutische Arkana mit großer Konzentration ausgeführt, fördert es einen freier fließenden Energiekreislauf, der den gesamten Körper belebt.

● Die auf den gesamten Körper gerichtete Achtsamkeit führt zu einer Ausführung jeder Bewegung mit Beteiligung des ganzen Körpers. Durch diese Achtsamkeit verleiht der Praktizierende seinen alltäglichen Bewegungen die Präzision, Effizienz und Anpassungsfähigkeit, die mit der Vermeidung von überflüssigen Spannungen einhergehen.

DIE BRUSTWIRBEL

Die Verbindung von Brustwirbeln, Krankheiten
und psychischer Haltung

Selbstausrichtung der Brustwirbel

Die Therapeutischen Arkanas der Brustwirbel

Die Verbindung von Brustwirbeln, Krankheiten und psychischer Haltung

Krankheiten oder physische Störungen in Verbindung mit den Brustwirbeln

● TH1: Schmerzen in der Schulter, im Nacken, im Unterarm, der Hand, in den Fingern, im Ellbogen (Tennisellbogen).

● TH2: Herz- und Herzkranzschmerzen, Herzrhythmusstörungen, Schmerzen im Brustbein, Angstzustände.

● TH3: Bronchitis, Pneumonie, Husten, Asthma, Grippe.

● TH4: Entzündung der Gallenblase, Krämpfe, Gallensteine, Gelbsucht (Hepatitis), seitliche Kopfschmerzen.

● TH5: Hepatische Störungen, Hypertonie, Anämie, Ermüdung, Herpes/Zoster, Kreislaufstörungen, arthritischer Rheumatismus.

● TH6: Diabetes, Verdauungsstörungen, Sodbrennen.

● TH7: Schluckauf, Magenprobleme, Zwölffingerdarmgeschwülste (Duodenalulkus), neurasthenische Erschöpfung.

● TH8: Probleme des Lymphsystems, insbesondere der Milz, Störungen des Immunsystems, Schwächung der Immunabwehr.

● TH9: Allergien, insbesondere Hautallergien.

TH10: Nierenprobleme, Harnrückhaltung, chronische Erschöpfung, Neigung zur Arterienverkalkung.

TH11: Hautprobleme, insbesondere Akne, Ekzeme, Furunkel, Schuppenflechte.

TH12: Probleme der Innenorgane, Dünndarm, Blähungen, verschiedene Rheumatismen, Unfruchtbarkeit.

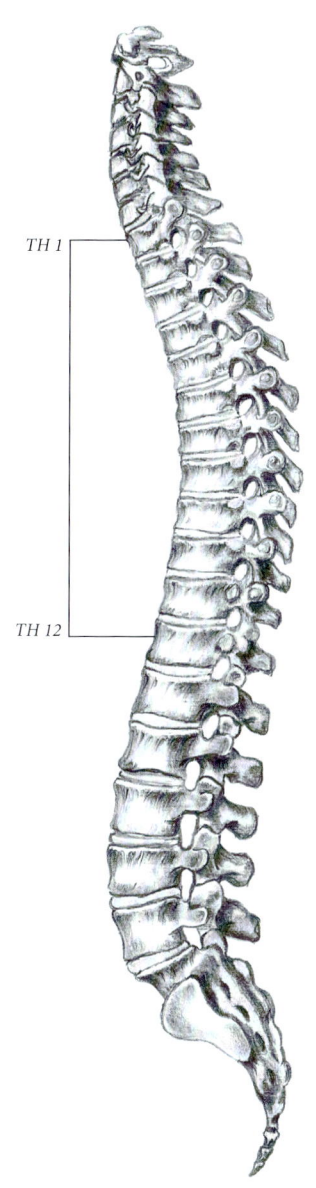

TH 1

TH 12

Krankheiten oder psychische Störungen in Verbindung mit den Brustwirbeln

● TH1: Kein Vertrauen in andere Menschen, Ablehnung der Hilfe anderer, ständige Arbeitsüberlastung, alles auf den eigenen Schultern tragen, Unfähigkeit zu delegieren.

● TH2: Unfähigkeit oder Unwille des Zeigens von Zuneigung, Introvertiertheit, Härte gegenüber anderen, eventuell Herzlosigkeit, unglückliche Persönlichkeit.

● TH3: Leben im Schatten und in Zurückgezogenheit, ständiges Fehlen einer persönlichen Meinung.

● TH4: Unterdrückte Wut, innerer, aber unsichtbarer Zorn, Strebertum, häufig Verbitterung, Sturheit, Härte gegenüber der eigenen Person, eventuell Schmerzunempfindlichkeit.

● TH5: Unterdrückung der eigenen Bedürfnisse, häufige Traurigkeit und häufiges Weinen, Sorgen um andere.

● TH6 und TH7: Häufige Ablehnung, Verschlossenheit, Kompensation durch zu viel Essen, Alkohol oder Drogenkonsum.

● TH8: Besorgtheit, Steifheit, Verkalkung.

● TH9: Beschwerde- oder Vorwurfswut, unterdrückte Aggressionen.

● TH10: Beziehungsprobleme mit Partnern, Eltern, Kindern, Nachbarn oder Kollegen.
●

TH11: Mangelndes Selbstbewusstsein, Minderwertigkeitsgefühle, Blick nur für eigene Schwierigkeiten, Ängstlichkeit, Angstzustände, Beziehungsängste.

TH12: Hängen an der Vergangenheit, Zukunftsangst, Angst vor Neuerungen oder Veränderungen.

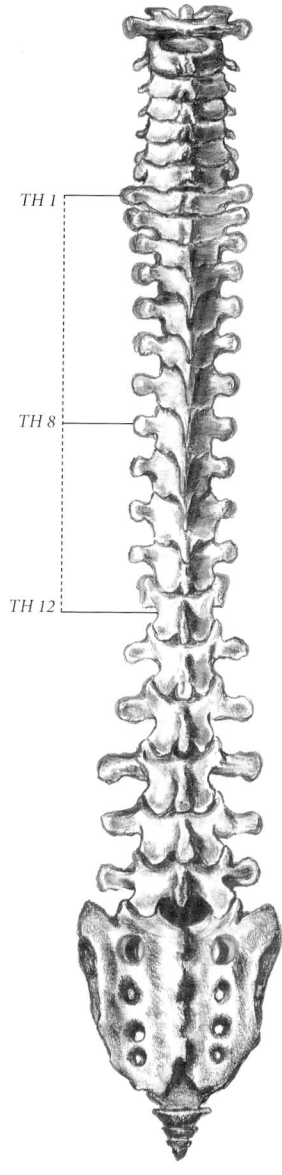

TH 1

TH 8

TH 12

Selbstausrichtung der Brustwirbel

● Wenn Sie eine Störung oder einen Schmerz in Höhe der Brustwirbel verspüren, drücken Sie sich mit der betroffenen Körperseite so gegen die Eckkante eines Balkens oder Türrahmens oder an eine Wandecke, dass diese in der Mulde neben den Dornfortsätzen des Brustwirbelbereichs liegt.

● Halten Sie den Druck mit dem Rücken aufrecht, und schwingen Sie die Arme gleichzeitig aus dem Schultergelenk vor und zurück.

● Der während der Selbstausrichtung ausgeübte Druck darf nicht schmerzhaft sein, sondern muss als lindernd empfunden werden.

● Praktizieren Sie diese Übung mehrmals am Tag für einige Minuten. Der Erfolg hängt auch hier davon ab, wie regelmäßig Sie diese Übung ausführen.

● **Das Schwingen der Arme ist ein zentrales Element dieser Selbstausrichtung.**

● Man kann außerdem ab dem achten bis zum zwölften Brustwirbel das Bein auf der anderen Seite der abgestützten Körperseite aus dem Hüftgelenk vor und zurück schwingen.

Empfehlung: Für ein leichteres Schwingen des Beins können Sie das Standbein auch durch ein Brett (oder Buch) mit einer Dicke von zwei bis drei Zentimetern anheben.

Anmerkung

● Die Brustwirbel werden auch als Dorsalwirbel bezeichnet.

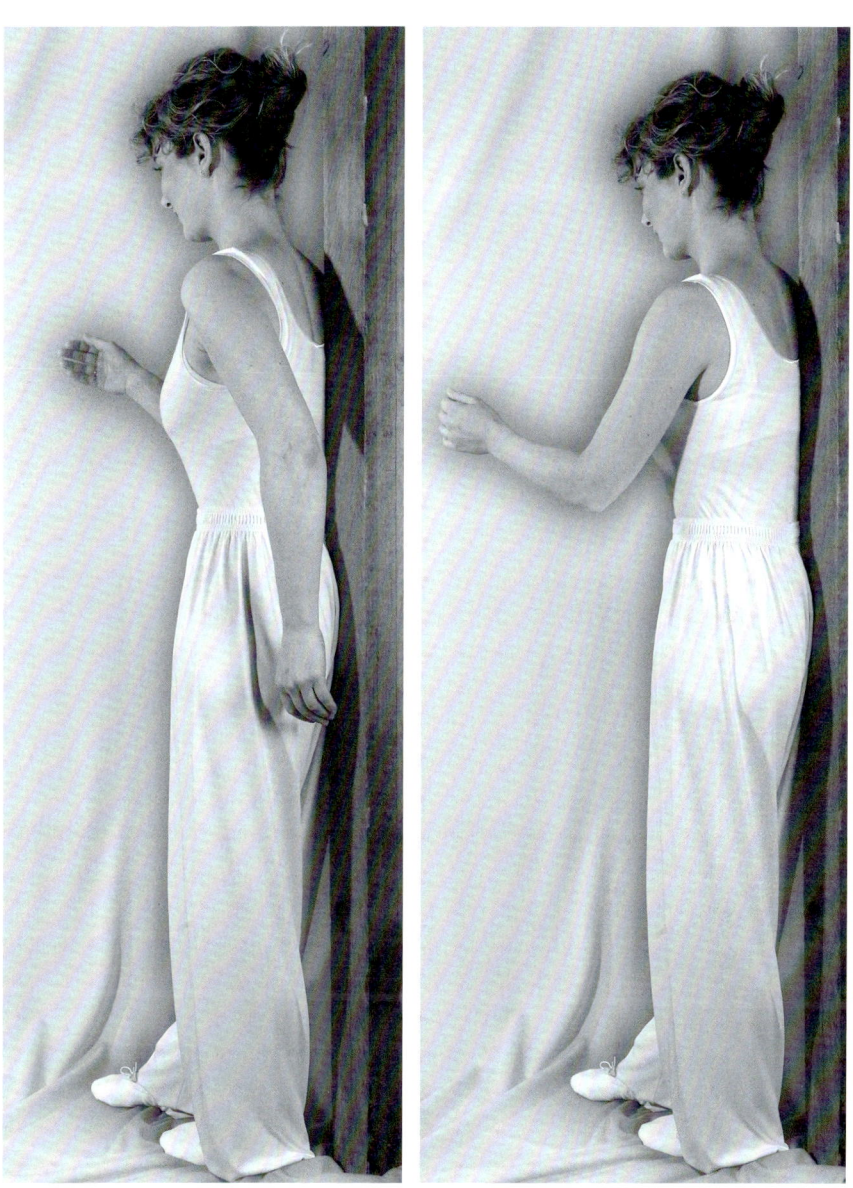

Andrücken an die Eckkante eines Balkens oder Türrahmens

Das Therapeutische Arkana der Brustwirbel (1)

Sagittalebene (TABW 1S)

Aufwärmkontrolle

● **Ausgangsposition:** Stehen Sie aufrecht, die Beine in Schulterbreite auseinander, die Füße parallel ausgerichtet. Der Rücken muss gerade, darf aber nicht gespannt sein. Halten Sie das Kinn leicht gesenkt. Heben Sie, mit den Oberarmen parallel zum Oberkörper, die Unterarme im rechten Winkel an. Der gesamte Körper befindet sich in einem Zustand der größtmöglichen Entspannung.

● **Erste Stellung:** Bewegen Sie den einen Arm, unter größter Achtsamkeit auf das geringste Gefühl einer Blockade, Einschränkung oder eines Schmerzes, langsam und ohne zu forcieren nach vorne, bis er vollständig ausgestreckt ist, und den anderen Arm mit dem Unterarm parallel zum Boden nach hinten. Gehen Sie für zwei Sekunden zurück in die Ausgangsposition. Führen Sie dann die zweite Stellung aus.

● **Zweite Stellung:** Diese wird in gleicher Weise mit der anderen Körperseite ausgeführt. Gehen Sie dann zurück in die Ausgangsposition.

● **Bewertung:** Beobachten Sie, bei welcher der beiden Stellungen Sie die größere Blockade oder den größeren Schmerz verspüren.

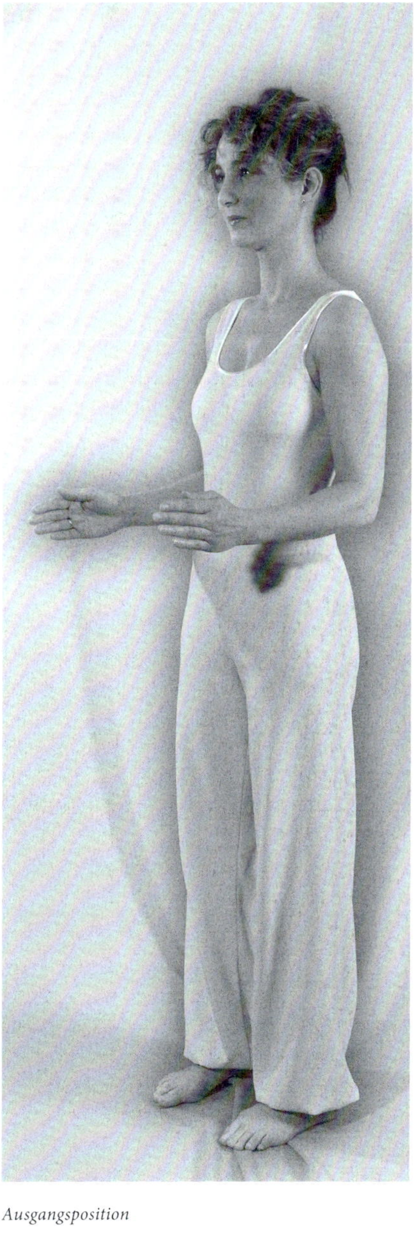

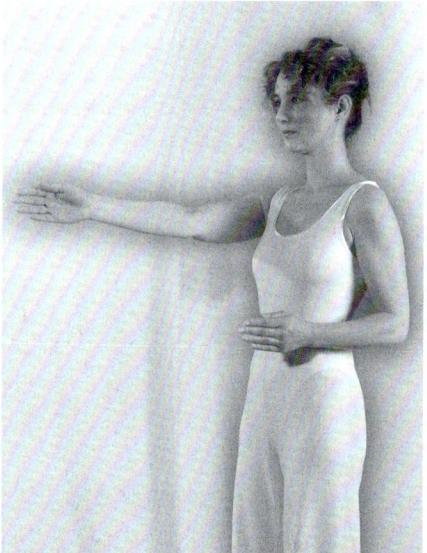

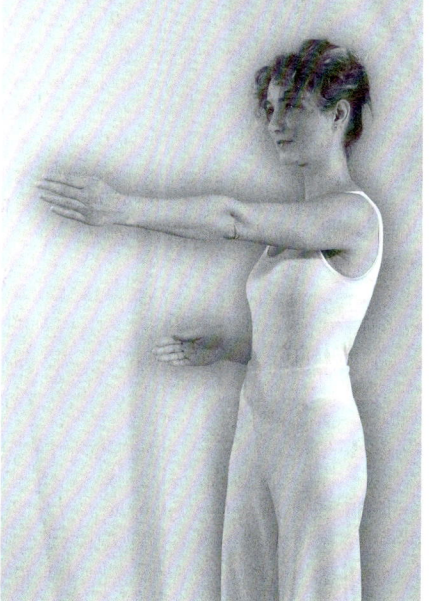

Ausgangsposition

145

Das Arkana

● Das Arkana wird in der Stellung ausgeführt, die bei der Aufwärmkontrolle am wenigsten hinderlich oder schmerzhaft oder deren Flexibilität am geringsten eingeschränkt war. Für eine bessere Konzentration und größere Sensibilität für die sich manifestierenden Gefühle wird empfohlen, die Augen während der Übung geschlossen zu halten.

● Die Stellung in der schmerzfreiesten Richtung wird langsam gleichzeitig mit einer Ausatmung eingenommen. Anschließend praktiziert man unter Beibehaltung dieser Stellung fünfmal in Folge die spezielle Bauchatmung: „Nase-einat-men", Pause mit einem Anhalten des Atems für fünf Sekunden, „Mund-ausat-men" und Atmungspause für fünf Sekunden.

● Der Körper befindet sich während der gesamten Dauer des Arkanas in einem Zustand größtmöglicher Entspannung.

● Mit dem sechsten Atemzug geht man zurück in die Ausgangsposition.

Abschließende Vergleichskontrolle

● Diese Kontrolle wird wie die Aufwärmkontrolle ausgeführt. Stellen Sie eigenständig das teilweise oder vollständige Verschwinden einer Störung oder eines Schmerzes fest.

● Bewerten Sie in Prozentpunkten.

Erinnerungspunkte

Die selbstregulierende physische und psychische Intelligenz ist vor allem während der Atmungspausen beim bewegungslosen Verharren in der Stellung aktiv.

Die Verbindung von Atmungspause, Stille, Bewegungslosigkeit, Achtsamkeit und einer größtmöglichen Entspannung des Körpers bilden das Herz des Therapeutischen Arkanas.

Die präzise und achtsame Ausführung der Übung immer auf der Seite mit den geringeren Schmerzen oder Blockaden ermöglicht eine Übertragung der selbstregulierenden Wirkung:

- von der gesunden auf die erkrankte Körperseite;
- vom behandelten Körperbereich auf den gesamten Körper;
- vom Körper auf die Psyche.

Das Therapeutische Arkana der Brustwirbel (2)

Sagittalebene (TABW 2S)

Aufwärmkontrolle

● **Ausgangsposition:** Stehen Sie aufrecht, die Beine in Schulterbreite auseinander, die Füße parallel ausgerichtet. Der Rücken muss gerade, darf aber nicht gespannt sein. Halten Sie das Kinn leicht gesenkt, und lassen Sie die Oberarme parallel zum Körper herabhängen. Der gesamte Körper befindet sich in einem Zustand der größtmöglichen Entspannung.

● **Erste Stellung:** Umschließen Sie, unter größter Achtsamkeit auf das geringste Gefühl einer Blockade, Einschränkung oder eines Schmerzes, langsam mit beiden Armen sanft und ohne Druckausübung den Brustkorb. Gehen Sie langsam für zwei Sekunden zurück in die Ausgangsposition. Führen Sie dann die zweite Stellung aus.

● **Zweite Stellung:** Pausieren Sie für zwei Sekunden. Bewegen Sie beide Arme mit übereinander liegenden Händen, die Handflächen nach außen gerichtet, langsam nach hinten. Bewegen Sie die Hände, weiterhin sanft und ohne zu forcieren, so weit wie möglich vom Becken hinweg. Achten Sie dabei auf die geringste Blockade oder den leisesten Schmerz. Gehen Sie zurück in die Ausgangsposition.

● **Bewertung**: Beobachten Sie, bei welcher der beiden Stellungen Sie die größere Blockade oder den größeren Schmerz verspüren.

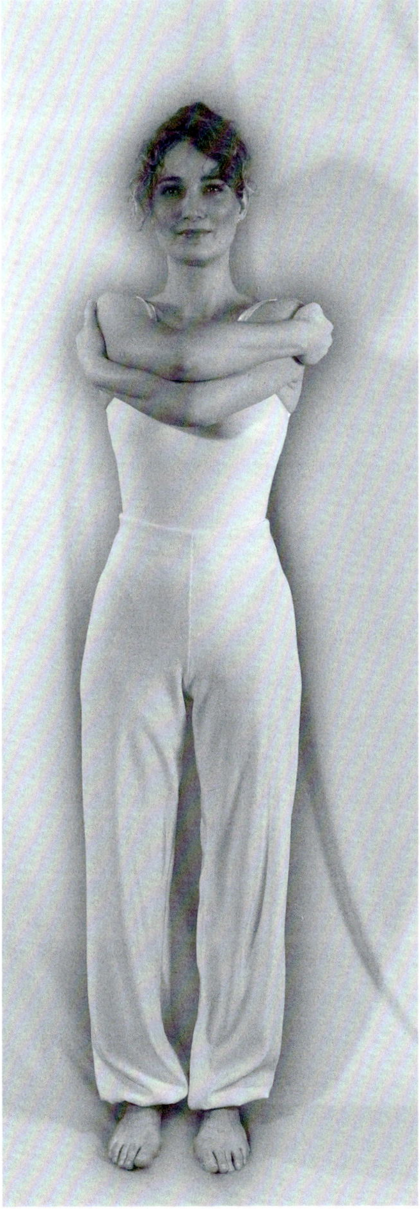

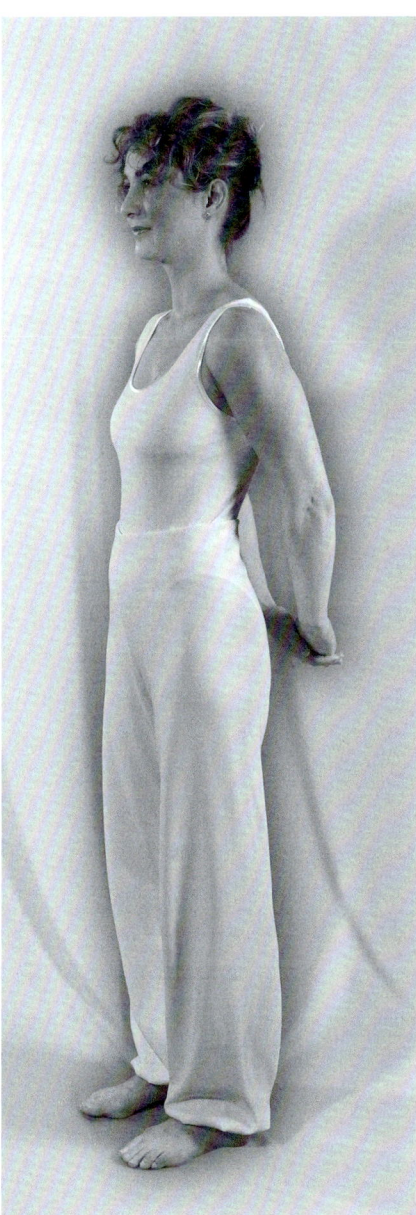

Das Arkana

● Das Arkana wird in der Stellung ausgeführt, die bei der Aufwärm-kontrolle am wenigsten hinderlich oder schmerzhaft war. Für eine besse-re Konzentration und größere Sensibilität für die sich manifestierenden Gefühle wird empfohlen, die Augen während der Übung geschlossen zu halten.

● Die Stellung in der schmerzfreiesten Richtung wird langsam gleich-zeitig mit einer Ausatmung eingenommen. Anschließend praktiziert man unter Beibehaltung dieser Stellung fünfmal in Folge die spezielle Bauch-atmung: „Nase-einat-men", Pause mit einem Anhalten des Atems für fünf Sekunden, „Mund-ausat-men" und Atmungspause für fünf Sekunden.

● Der Körper befindet sich während der gesamten Dauer des Arkanas in einem Zustand größtmöglicher Entspannung.

● Mit dem sechsten Atemzug geht man zurück in die Ausgangsposition.

Abschließende Vergleichskontrolle

● Die abschließende Vergleichskontrolle ermöglicht die Überprüfung des Grades oder des Prozentsatzes der Verbesserung nach Abschluss der Übung. Man beobachtet, ob die anfängliche Blockade oder der anfängliche Schmerz gelindert wurde oder vollständig verschwunden ist.

● Praktizieren Sie, ausgehend von der Ausgangsposition, langsam die erste Stellung (siehe Seite 144 ff.). Gehen Sie zurück in die Ausgangsposition, pausieren Sie für zwei Sekunden, und führen Sie dann die zweite Stellung aus. Atmen Sie während dieser beiden Phasen ganz natürlich.

● Bewertung: Hat sich die Blockade oder Einschränkung der Flexibilität verbessert? Hat der Schmerz nachgelassen oder ist er verschwunden? Bewerten Sie in Prozentpunkten.

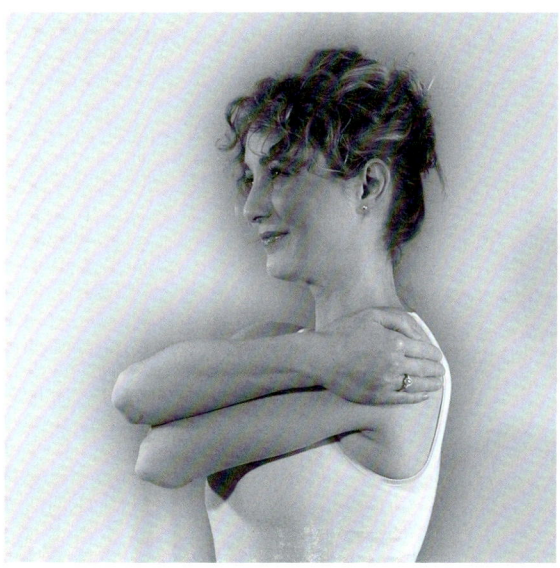

Das Therapeutische Arkana der Brustwirbel (3)

Frontalebene, sitzend (TABW 1F)

Aufwärmkontrolle

⬤ **Ausgangsposition:** Setzen Sie sich mit geradem, aber entspanntem Rücken auf einen Hocker. Halten Sie das Kinn leicht gesenkt, und lassen Sie die Arme parallel zu beiden Seiten des Körpers herabhängen. Der gesamte Körper befindet sich in einem Zustand der größtmöglichen Entspannung.

⬤ **Erste Stellung:** Neigen Sie den Oberkörper, unter größter Achtsamkeit auf das geringste Gefühl einer Blockade, Einschränkung oder eines Schmerzes, langsam, sanft und ohne zu forcieren so weit wie möglich nach rechts. Halten Sie den Kopf in der Achse des Oberkörpers, und lassen Sie die Arme natürlich an den Körperseiten herabhängen. Gehen Sie langsam für zwei Sekunden zurück in die Ausgangsposition. Führen Sie dann die zweite Stellung aus.

⬤ **Zweite Stellung:** Pausieren Sie für zwei Sekunden. Führen Sie dann denselben Bewegungsablauf zur anderen Seite (nach links) aus. Gehen Sie zurück in die Ausgangsposition.

⬤ **Bewertung**: Beobachten Sie, bei welcher der beiden Stellungen Sie die größere Blockade oder den größeren Schmerz verspüren.

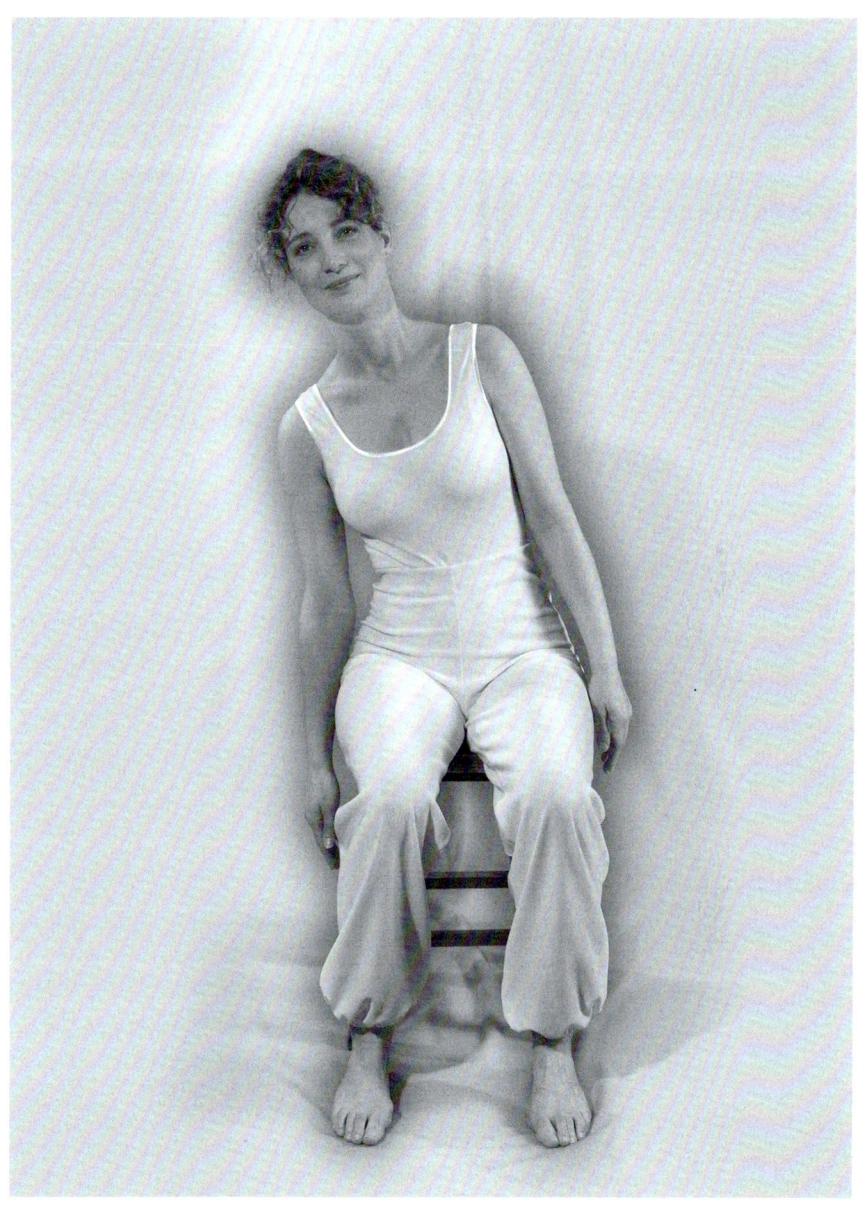

Erste Stellung

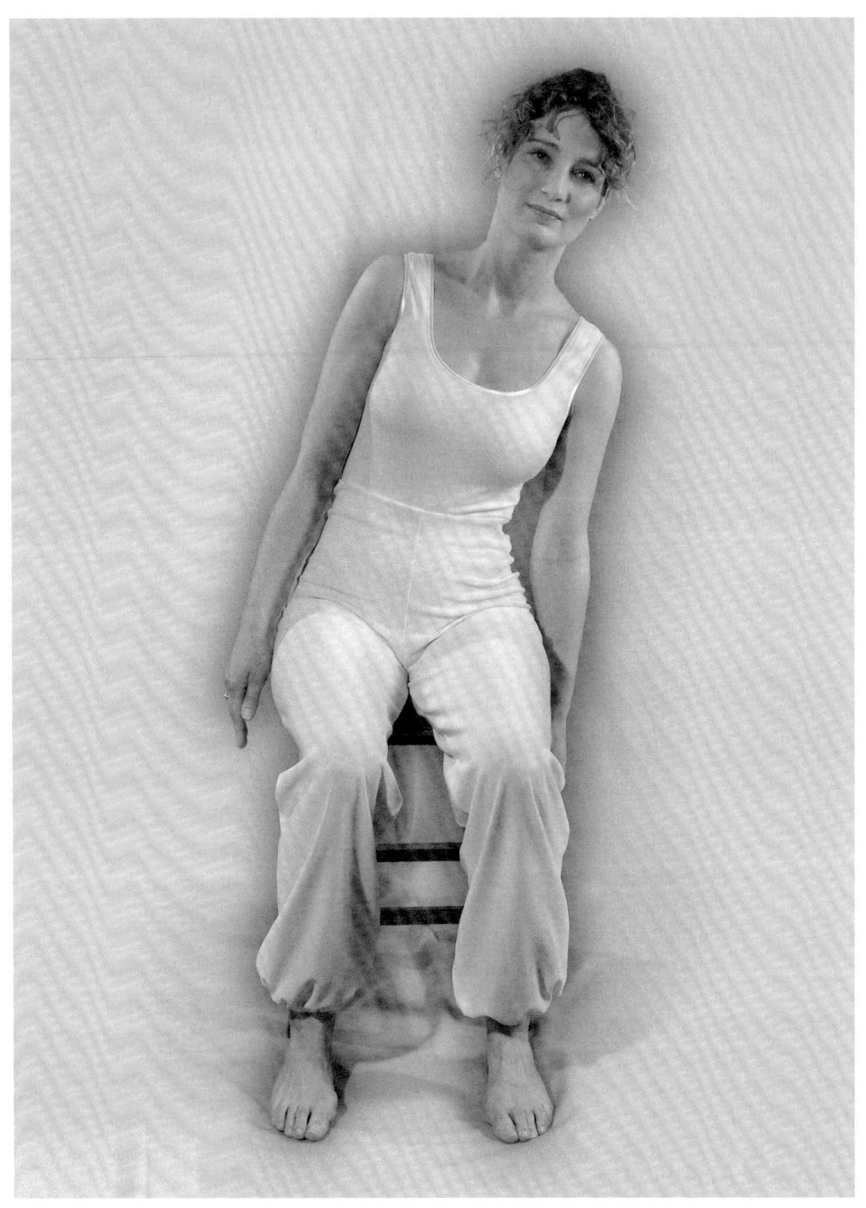

Zweite Stellung

154

Das Arkana

● Diese Stellung wird in die komfortabelste oder schmerzfreieste Richtung mit der gleichzeitigen Praxis der spezielle Bauchatmung mit fünf vollständigen Atemzügen ausgeführt: „Nase-einat-men", Pause mit einem Anhalten des Atems für fünf Sekunden, „Mund-ausat-men" und Atmungspause für fünf Sekunden.

● Der Körper befindet sich während der gesamten Dauer des Arkanas in einem Zustand größtmöglicher Entspannung.

● Mit dem sechsten Atemzug geht man zurück in die Ausgangsposition.

Abschließende Vergleichskontrolle

● Die abschließende Vergleichskontrolle ermöglicht die Überprüfung des Grades oder des Prozentsatzes der Verbesserung nach Abschluss der Übung. Man beobachtet, ob die anfängliche Blockade oder der anfängliche Schmerz gelindert wurde oder vollständig verschwunden ist.

● Praktizieren Sie, ausgehend von der Ausgangsposition, langsam die erste Stellung (siehe Seite 144 ff.). Gehen Sie zurück in die Ausgangsposition, pausieren Sie für zwei Sekunden, und führen Sie dann die zweite Stellung aus. Atmen Sie während dieser beiden Phasen ganz natürlich.

● Bewertung: Hat sich die Blockade oder Einschränkung der Flexibilität verbessert? Hat der Schmerz nachgelassen oder ist er verschwunden? Bewerten Sie in Prozentpunkten.

Erinnerungspunkte

● Diese Methode des geringsten Widerstandes des Therapeutischen Arkanas basiert auf der Tatsache, dass der Organismus während der Praxis des Arkanas auf einfache Weise lernt, auf seiner beschwerdefreien Seite besser zu funktionieren. Anschließend wendet er diese Schulung auf natürliche Weise auf seiner Seite mit der größten Erkrankung oder Störung an.

● Die Heilung tritt ein, weil man der Kraft der Selbstregulation, die durch das Verharren in der Stellung und Gestik sowie die Achtsamkeit auf die spezifische Bauchatmung aktiviert wird, ihren Raum lässt.

● Die selbstregulierende Energie kann vor allem während der Atmungspausen und dem bewegungslosen Verharren in der Stellung wirksam agieren.

DIE LENDENWIRBEL

Die Verbindung von Lendenwirbeln, Krankheiten
und psychischer Haltung

Selbstausrichtung der Lendenwirbel

Die Therapeutischen Arkanas der Lendenwirbel

Die Verbindung von Lendenwirbeln, Krankheiten und psychischer Haltung

Krankheiten oder physische Störungen in Verbindung mit den Lendenwirbeln

● L1: Dickdarm- und Verdauungsstörungen, Diarrhöe, Blutungen

● L2: Darmkrämpfe, Blinddarm, Krampfadern

● L3: Menstruations-, Schwangerschafts- und Menopausenbeschwerden, Blasenschwäche, Impotenz, Kniebeschwerden

● L4: Prostatabeschwerden, Lumbago, Ischias, Probleme mit der Harnausscheidung. Bei der Behandlung des Wirbels L4 führt man für das Freimachen der Nervenforamen eine Tiefenmassage der Gesäßbacken durch. Ohne diese Massage verschlimmert man Ischiasprobleme (oder kann sogar Ischias verursachen).

● L5: Durchblutungsstörungen der Beine mit kalten Füßen als Begleiterscheinung, Wadenkrämpfe, geschwollene Beine und Füße.

Viele Lumbagoprobleme sind verbunden mit dem Eindruck, dass man keine ausreichende Unterstützung seitens der Außenwelt, der Familie, der geliebten Person, der Freunde, der Arbeitskollegen oder seiner Untergebenen erfährt. Wie eine populäre Redensart bereits sagt: „Das geht mir an die Nieren."

Psychische Störungen in Verbindung mit den Lendenwirbeln

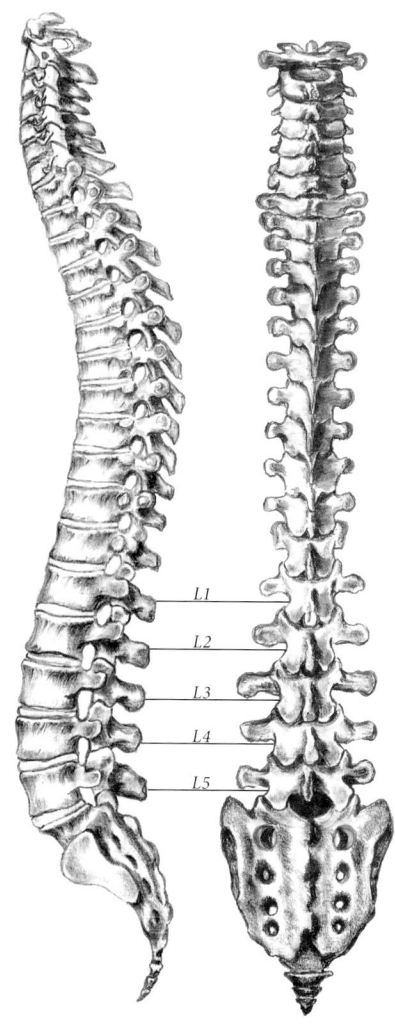

L1

L2

L3

L4

L5

● L1: Hängen an der Vergangenheit, Zukunftsangst, Angst vor Neuerungen oder Veränderungen.

● L2: Anspannung, Beklemmung, Angstzustände bis hin zu Panikattacken

● L3, L4, L5: Schuldgefühle, Akzeptanz- und Führungsprobleme, mangelnde Fähigkeit zur Zärtlichkeit, sexuelle Probleme.

Selbstausrichtung der Lendenwirbel

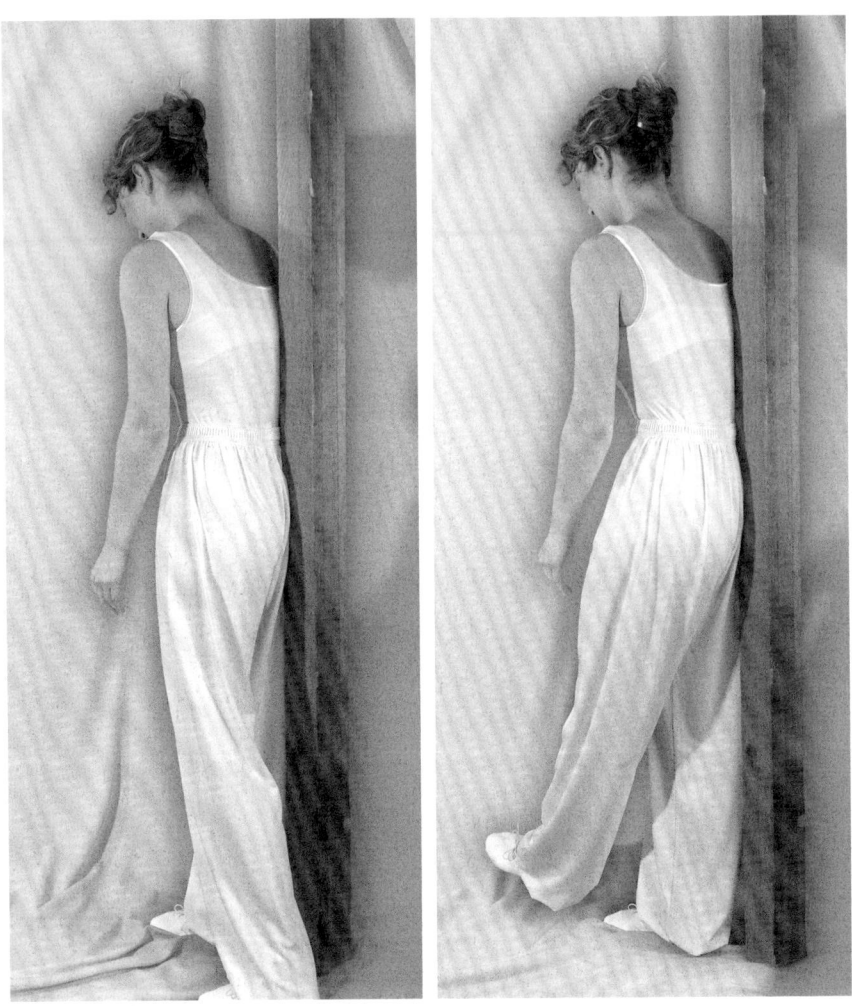

Abstützen gegen die Eckkante eines Balkens oder Türrahmens

● Drücken Sie den Rücken so gegen die Eckkante eines Balkens oder Türrahmens, dass diese in der Mulde neben den Dornfortsätzen der Lendenwirbel liegt. Achten Sie darauf, dass der von Ihnen ausgeübte Druck nicht schmerzhaft ist, sondern Ihnen ein angenehmes Gefühl der Linderung vermittelt.

● Wenn Sie den Schmerz oder die Blockade der Wirbel beispielsweise auf der rechten Körperseite spüren oder diese Körperseite die empfindlichere ist, stützen Sie sich mit der rechten Seite der Wirbelsäule unter Druckausübung auf den Wirbel nach links ab. Schwingen Sie gleichzeitig das linke Bein.

● Schwingen Sie das Bein aus dem Hüftgelenk. Die Mobilisierung dieses Beins und die Druckausübung auf die richtige Stelle ermöglicht die Selbstausrichtung der Wirbel in ihre korrekte Position.

Empfehlung

● Für ein leichteres Schwingen des Beins können Sie das Standbein auch mit einem kleinen Brett (oder Buch) mit einer Dicke von zwei bis drei Zentimetern anheben.

Erinnerungspunkte

● Die Selbstausrichtung der Gelenke ermöglicht eine Reduzierung von Mikroluxationen aufgrund einer falschen Körperhaltung oder eines repetitiven Bewegungsablaufs.

● Die Selbstausrichtung kann präventiv wie kurativ sein. Sie ermöglicht die schrittweise „Reparatur" von Fehlstellungen, die Wiederherstellung des Gleichgewichts der Muskelspannungen und die Heilung von Entzündungen.

Das Therapeutische Arkana der Lendenwirbel (1)

Horizontalebene (TALW 1H)

Aufwärmkontrolle

● **Ausgangsposition:** Setzen Sie sich mit geradem Rücken auf einen Hocker. Halten Sie den Kopf gerade in der Verlängerung der Achse der Wirbelsäule. Legen Sie die Hände auf die Oberschenkel, und stellen Sie die Füße flach auf den Boden. Der gesamte Körper befindet sich in einem Zustand der größtmöglichen Entspannung.

● **Erste Stellung:** Drehen Sie in sitzender Haltung, unter größter Achtsamkeit auf das geringste Gefühl einer Blockade, Einschränkung oder eines Schmerzes, den Oberkörper langsam, sanft und ohne zu forcieren, so weit wie möglich nach rechts. Achten Sie darauf, dass der Rücken immer gerade ist und sich der Kopf in der verlängerten Achse zum Brustkorb befindet. Gleichzeitig folgt Ihr linker Arm der Drehung des Oberkörpers und legt sich auf den rechten Oberschenkel, während sich der rechte Arm nach hinten zur Unterstützung der Position bewegt, ohne sich dabei abzustützen. Gehen Sie für zwei Sekunden langsam zurück in die Ausgangsposition. Führen Sie dann die zweite Stellung aus.

● **Zweite Stellung:** Diese ist in die andere Richtung mit der ersten Stellung identisch.

● **Bewertung**: Beobachten Sie, bei welcher der beiden Stellungen Sie die größere Blockade oder den größeren Schmerz verspüren.

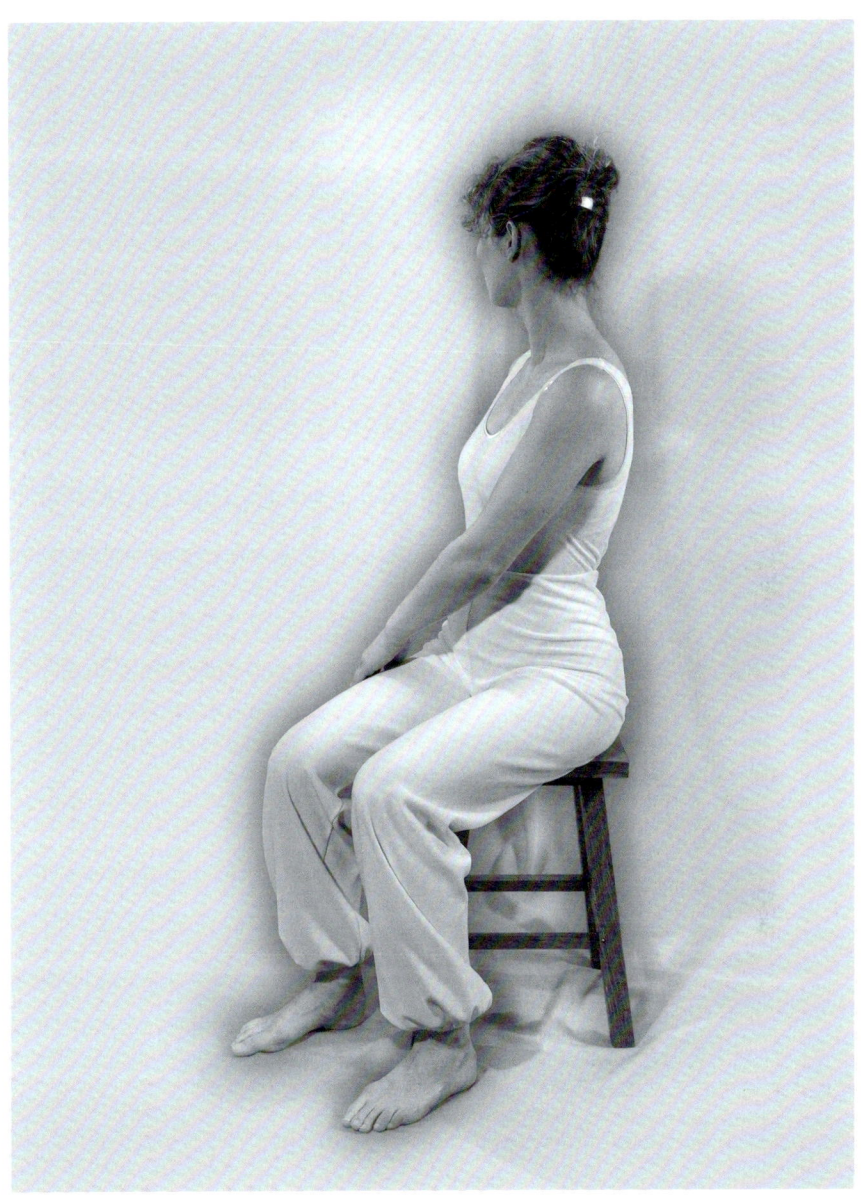

Erste Stellung

Das Arkana

● Das Arkana wird in der Stellung ausgeführt, die bei der Aufwärmkontrolle am wenigsten blockiert oder schmerzhaft war. Achten Sie bei der gesamten Ausübung des Arkanas auf die leisesten Gefühle.

● Die Stellung wird langsam mit einer gleichzeitigen Ausatmung eingenommen. Anschließend praktiziert man, unter Beibehaltung dieser Stellung, fünfmal in Folge die spezielle Bauchatmung: „Nase-einat-men", Pause mit einem Anhalten des Atems für fünf Sekunden, „Mund-ausatmen" und Atmungspause für fünf Sekunden.

● Der Körper befindet sich während der gesamten Dauer des Arkanas in einem Zustand größtmöglicher Entspannung.

● Mit dem sechsten Atemzug geht man zurück in die Ausgangsposition.

Abschließende Vergleichskontrolle

● Diese wird wie die Aufwärmkontrolle ausgeführt. Stellen Sie eigenständig und unter ständiger Achtsamkeit auf die geringste Veränderung das teilweise oder vollständige Verschwinden einer Störung, einer Blockade oder eines Schmerzes fest. Bewerten Sie die Verbesserung in Prozentpunkten.

Empfehlung

● Trinken Sie nach der Praxis der Therapeutischen Arkanas ausreichend und so häufig wie möglich stilles, reines Wasser.

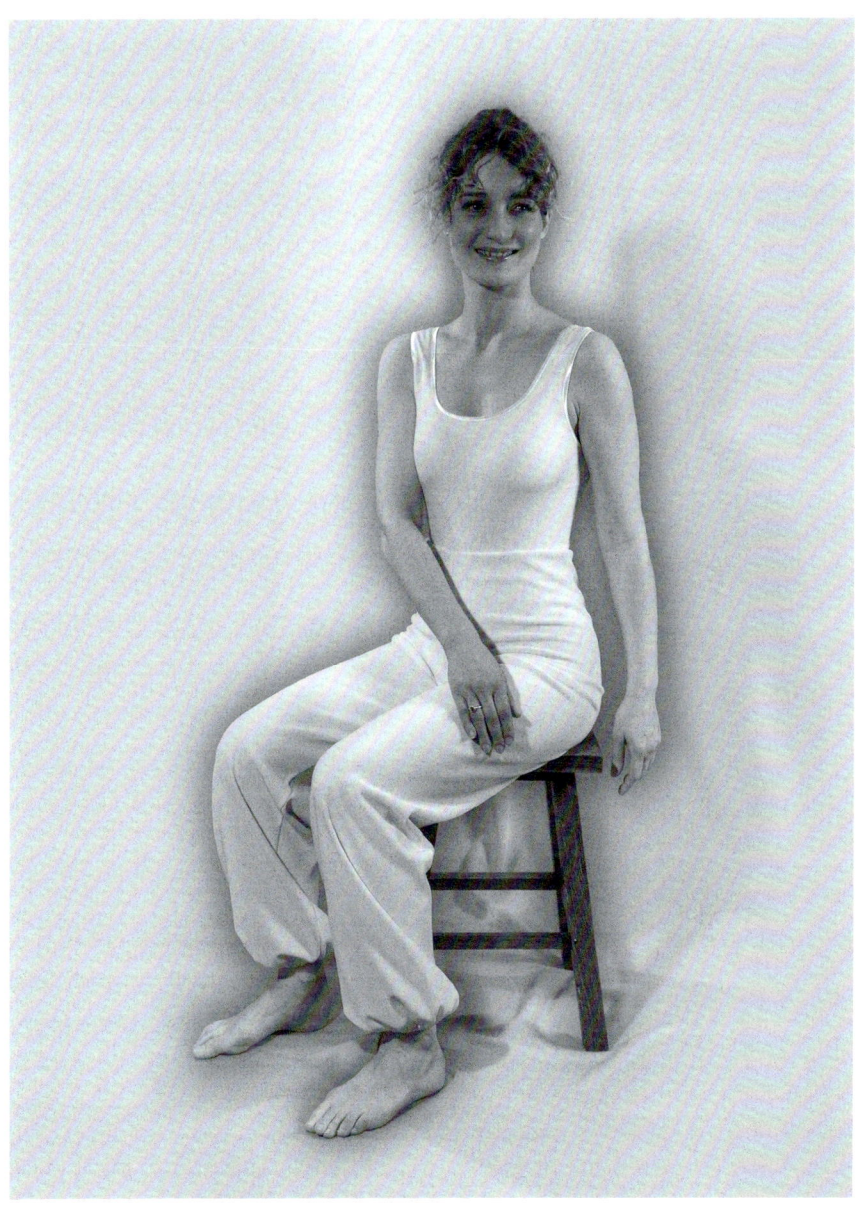

Zweite Stellung

Das Therapeutische Arkana der Lendenwirbel (2)

Kniend auf Sagittalebene

Aufwärmkontrolle

⬤ **Ausgangsposition:** Gehen Sie in die Position „Auf allen Vieren". Halten Sie die Beine leicht gespreizt. Spannen Sie die Zehenspitzen, und legen Sie die Handflächen flach auf den Boden.

⬤ **Erste Stellung:** Gehen Sie langsam in ein Hohlkreuz. Der Kopf hebt sich langsam, aber wie immer sanft und ohne zu forcieren an. Gehen Sie für zwei Sekunden langsam zurück in die Ausgangsposition. Führen Sie dann die zweite Stellung aus.

⬤ **Zweite Stellung:** Biegen Sie den Rücken langsam und sanft nach außen zu einem „Buckel". Der Kopf neigt sich nach unten. Gehen Sie zurück in die Ausgangsposition.

⬤ **Bewertung**: Beobachten Sie, bei welcher der beiden Stellungen Sie die größere Blockade oder den größeren Schmerz verspüren.

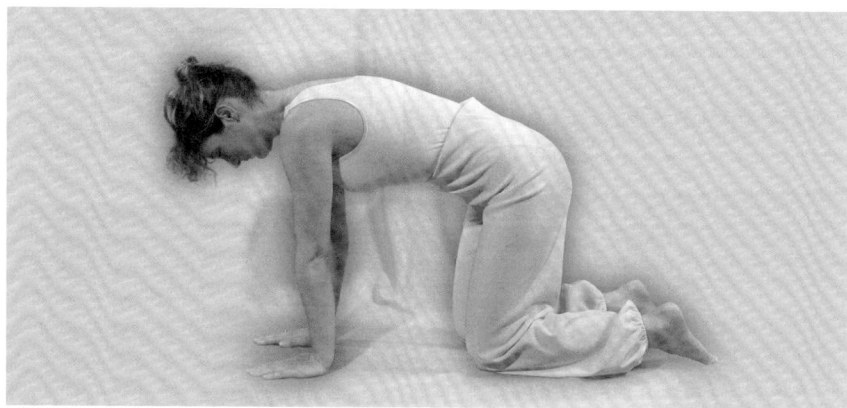

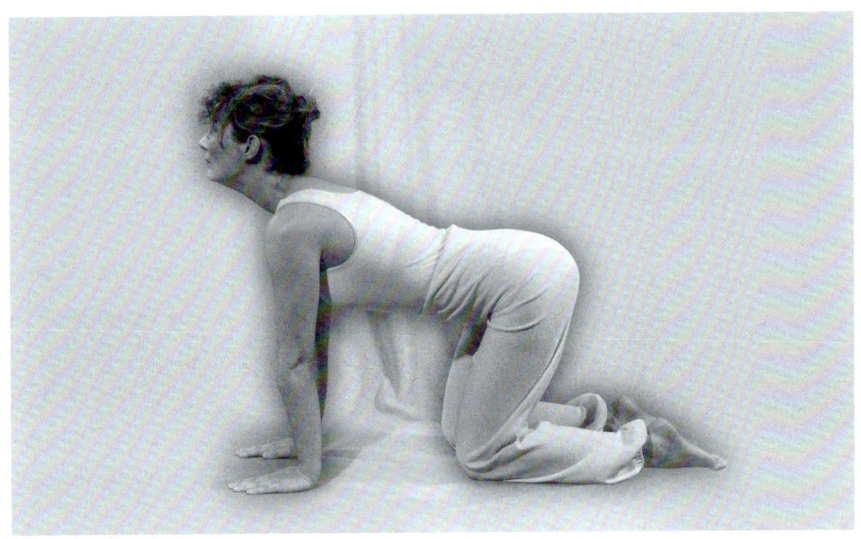

Erste Stellung

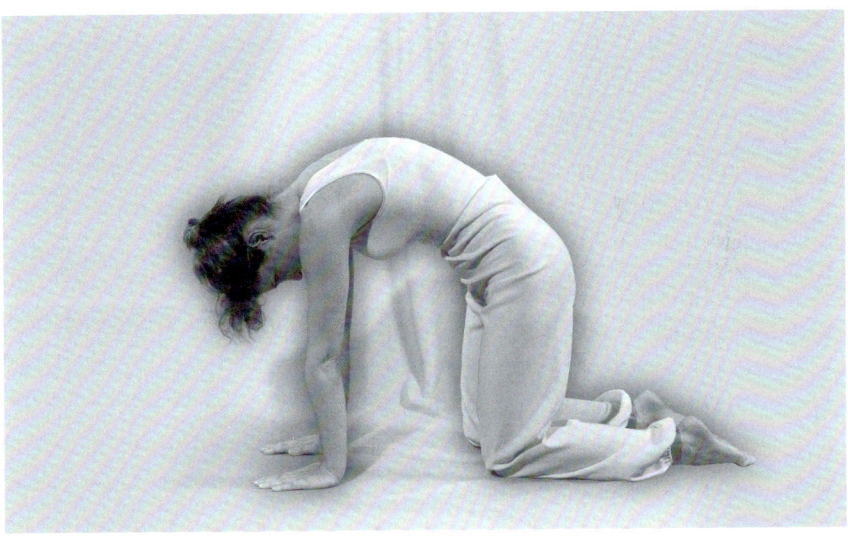

Zweite Stellung

Das Arkana

● Das Arkana wird in der Stellung ausgeführt, die bei der Aufwärmkontrolle am wenigsten hinderlich oder schmerzhaft, war. Achten Sie während der gesamten Übung auf das geringste Gefühl.

● Die Stellung wird langsam gleichzeitig mit einer Ausatmung eingenommen. Anschließend praktiziert man unter Beibehaltung dieser Stellung fünfmal in Folge die spezielle Bauchatmung: „Nase-einat-men", Pause mit einem Anhalten des Atems für fünf Sekunden, Mund-ausat-men" und Atmungspause für fünf Sekunden.

● Der Körper befindet sich während der gesamten Dauer des Arkanas in einem Zustand größtmöglicher Entspannung.

● Mit dem sechsten Atemzug geht man zurück in die Ausgangsposition.

Abschließende Vergleichskontrolle

● Diese Kontrolle wird mit höchster Konzentration ausgeführt, damit man das leiseste Gefühl, die geringste Veränderung wahrnimmt.

● Sie ermöglicht die Überprüfung einer Verbesserung oder Linderung des Schmerzes oder der Blockade.

Erinnerungspunkte

⬤ Die selbstregulierende physische und psychische Intelligenz ist vor allem während der Atmungspausen beim bewegungslosen Verharren in der Stellung aktiv.

⬤ Die Verbindung von Atmungspause, Stille, Bewegungslosigkeit, Achtsamkeit und einer größtmöglichen Entspannung des Körpers bilden das Herz des Therapeutischen Arkanas.

⬤ Die präzise und achtsame Ausführung der Übung immer auf der Seite mit den geringeren Schmerzen oder der geringeren Störung ermöglicht eine Übertragung der selbstregulierenden Wirkung

- von der gesunden auf die erkrankte Körperseite;
- vom behandelten Körperbereich auf den gesamten Körper;
- vom Körper auf die Psyche.

Das Therapeutische Arkana der Lendenwirbel (3)

Liegend auf Sagittalebene

Aufwärmkontrolle

● **Ausgangsposition:** Legen Sie sich entspannt mit dem Rücken auf den Boden. Ihre Arme ruhen ausgestreckt an den Körperseiten. Strecken Sie den Nacken, damit der Rücken guten Bodenkontakt hat. Heben Sie Ihre Beine rund zwanzig Zentimeter an (indem Sie die Füße beispielsweise auf einen Schemel legen). Der gesamte Körper befindet sich in einem Zustand der größtmöglichen Entspannung.

● **Erste Stellung:** Strecken Sie die Füße, unter größter Achtsamkeit auf das geringste Gefühl einer Blockade, Einschränkung oder eines Schmerzes, sanft und ohne zu forcieren so weit wie möglich nach vorne. Gehen Sie für zwei Sekunden langsam zurück in die Ausgangsposition. Führen Sie dann die zweite Stellung aus.

● **Zweite Stellung:** Bewegen Sie die Fersen vom Körper hinweg und biegen Sie gleichzeitig die Zehen in Richtung ihres Kopfes. Gehen Sie zurück in die Ausgangsposition.

● **Bewertung**: Beobachten Sie, bei welcher der beiden Stellungen Sie die größere Blockade oder den größeren Schmerz verspüren.

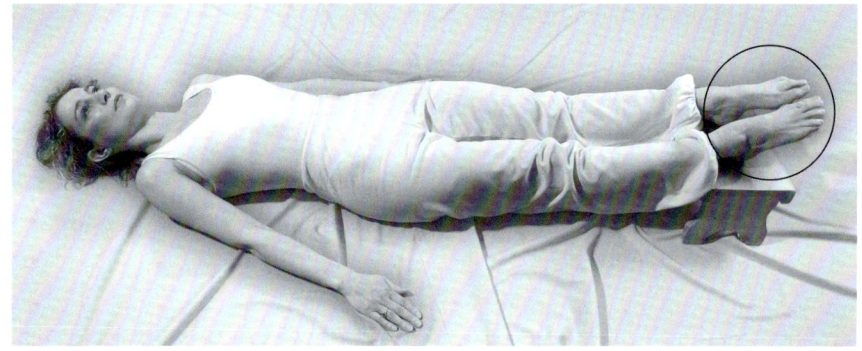

Erste Stellung

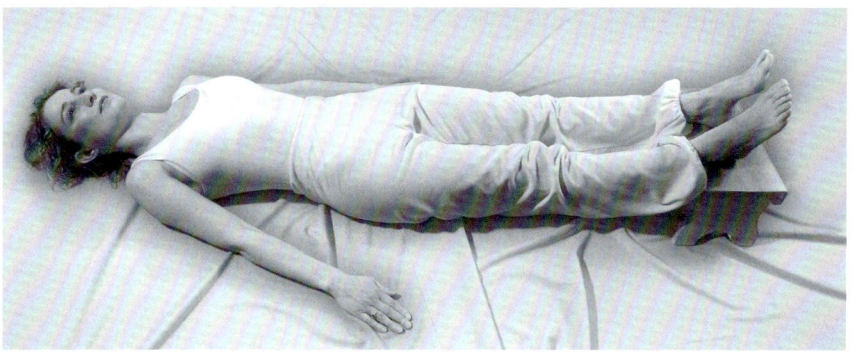

Rückkehr in die Ausgangsposition

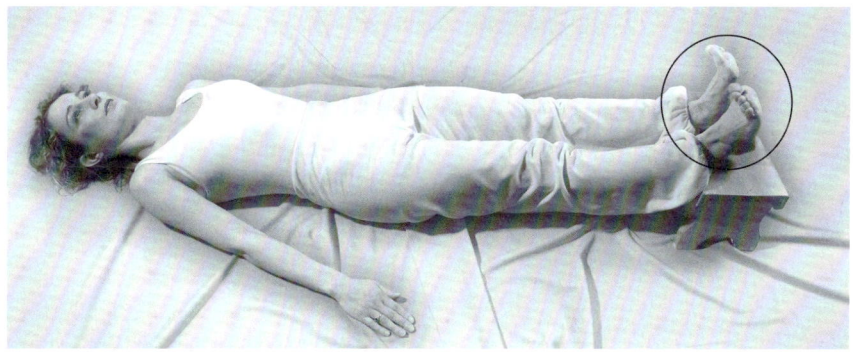

Zweite Stellung

Das Arkana

● Das Arkana wird in der Stellung ausgeführt, die bei der Aufwärmkontrolle am wenigsten hinderlich oder schmerzhaft oder deren Flexibilität am geringsten eingeschränkt war. Für eine bessere Konzentration und größere Sensibilität für die sich manifestierenden Gefühle wird empfohlen, die Augen während der Übung geschlossen zu halten.

● Die Stellung in der schmerzfreiesten Richtung wird langsam gleichzeitig mit einer Ausatmung eingenommen. Anschließend praktiziert man, unter Beibehaltung dieser Stellung, fünfmal in Folge die spezielle Bauchatmung: „Nase-einat-men", Pause mit einem Anhalten des Atems für fünf Sekunden, Mund-ausat-men" und Atmungspause für fünf Sekunden.

● Der Körper befindet sich während der gesamten Dauer des Arkanas in einem Zustand größtmöglicher Entspannung.

● Mit dem sechsten Atemzug geht man zurück in die Ausgangsposition.

Abschließende Vergleichskontrolle

● Diese Kontrolle wird mit höchster Konzentration ausgeführt, damit man das leiseste Gefühl, die geringste Veränderung wahrnimmt.

● Praktizieren Sie, ausgehend von der Ausgangsposition, langsam die erste Stellung (siehe Seite 170 f.). Gehen Sie zurück in die Ausgangsposition, pausieren Sie für zwei Sekunden, und führen Sie dann die zweite Stellung aus. Atmen Sie während dieser beiden Phasen ganz natürlich.

● Bewertung: Hat sich die Blockade oder Einschränkung der Flexibilität verbessert? Hat der Schmerz nachgelassen oder ist er verschwunden? Bewerten Sie in Prozentpunkten.

BECKEN UND SAKRUM

Die Verbindung von Sakrum-Steißbein, Krankheiten
und psychischer Haltung

Selbstausrichtung von Becken und Sakrum

Die Therapeutischen Arkanas des Beckens und Sakrums

Die Gelenke von Becken und Sakrum

Das Becken ist der Ort der Geburt. Gleichzeitig ist es auch der Ort unserer Vitalität. Hier können die Energien sowohl der Lebenskraft als auch Sexualität blockiert sein. Das drückt sich häufig in einer Ablehnung von Vitalität, aber auch von Zärtlichkeit aus.

Die Verbindung von Sakrum-Steißbein, Krankheiten und psychischer Haltung

● **Physische Probleme in Verbindung mit dem Sakrum:** Beschwerden im Unterleib, Schmerzen in Beinen und Füßen, Ischias, chronische Verstopfung.

● **Physische Probleme in Verbindung mit dem Steißbein (*Coccyx*):** Hämorrhoiden, Schmerzen in sitzender Position.

● **Psychische Probleme in Verbindung mit dem Sakrum:** Die Position des Sakrums weist darauf hin, wie wir uns im Leben positionieren und verhalten.

● **Psychische Probleme in Verbindung mit dem Steißbein (*Coccyx*):** Probleme mit dem Steißbein manifestieren sich durch einen Mangel an körperlicher Verankerung, durch das Fehlen eines festen Standes in der materiellen, irdischen Welt.

Selbstausrichtung des Beckens, Sakrums und Steißbeins (1) *(Siehe Grafik auf Seite xx)*

● Lehnen Sie sich gegen einen Balken oder besser noch an das Innere eines Türrahmens. Drücken Sie die rechte oder linke Seite des Beckenknochens (*Os ilium*), an dem Sie eine dominantere Blockade verspüren, gegen diese Stütze.

● Schwingen Sie das der angelehnten Körperseite gegenüber liegende Bein, und drücken Sie gleichzeitig den Beckenknochen gegen die Stütze. (Stellen Sie zur Vereinfachung der Schwingbewegung das Standbein auf ein erhöhendes Brett.)

● Von einer Druckausübung auf das Sakrum wird abgeraten. Das Sakrum sowie das Steißbein nehmen durch den Druck auf den Beckenknochen und das Schwingen des gegenüber liegenden Beins auf natürliche Weise wieder ihre korrekte Position ein.

Empfehlung

● Sie können ihre beiden Hände für eine bessere Abstützung leicht an den gegenüber liegenden Innentürrahmen legen.

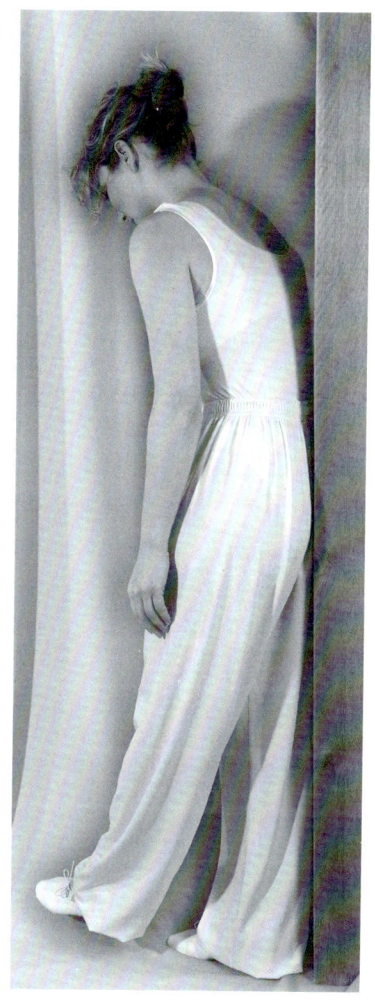

Anlehnen gegen die Fläche eines Balkens oder Türrahmens

Variante der Selbstausrichtung des Beckens, Sakrums und Steißbeins (1)

● Stellen Sie sich in einem Abstand von rund fünfzig Zentimetern vor eine Wand. Drücken Sie mit der geschlossenen Faust einer Hand auf die rechte Seite des Beckenknochens (siehe schwarze Kreise im nachstehenden Foto). Drücken Sie mit der anderen Hand gegen die Wand.

● Schwingen Sie aus dem Hüftgelenk das linke Bein. Stellen Sie zur Vereinfachung der Schwingbewegung das Standbein auf ein erhöhendes Brett.

● Führen Sie diese Übung anschließend mit Druck auf die linke Seite des Beckenknochens und durch Schwingen des rechten Beins aus.

● Wechseln Sie mehrmals die Seiten.

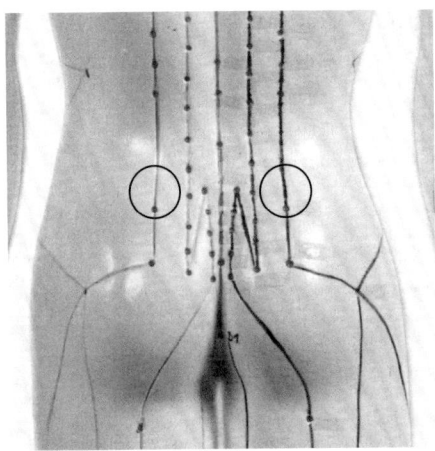

Die schwarzen Kreise kennzeichnen die Stellen des Beckenknochens, auf die mit der geschlossenen Faust abwechselnd Druck ausgeübt wird (siehe Anleitungen oben).

Selbstausrichtung des Beckens, Sakrums und Steißbeins (2)

Wohltuend für die gesamte Wirbelsäule

◯ Stellen Sie sich für eine Entspannung und Neuausrichtung von Sakrum und Becken zwischen zwei Stangen oder zwei ausreichend stabile Stuhllehnen. Stützen Sie Ihr Körpergewicht mit den Armen ab, und schwingen Sie rhythmisch Ihre Beine scherenartig nach vorne und hinten. Lassen Sie dabei Ihr Becken dieser Schwingung folgen. Sie können diese Übung mehrmals täglich praktizieren. Achten Sie darauf, dass Sie keine Schmerzen in den Schultern, Ellbogen oder Handgelenken verspüren. Praktizieren Sie ansonsten die nachstehend beschriebene Variante.

◯ Während dieser Selbstausrichtung schwingt die gesamte Wirbelsäule. Dadurch entspannen sich die zahlreichen Muskeln, Bänder und Sehnen, und die Wirbel nehmen automatisch ihre natürliche Position ein.

Variante im Fall einer Schwäche oder von Schmerzen in den Schultern oder Armen

◯ Stützen Sie sich mit der linken Hand auf einen Tisch, einen Stuhl oder ein anderes Möbelstück. Ziehen Sie ihren linken Schuh aus, und schwingen Sie kräftig Ihren Fuß. Sie können diese Übung in umgekehrter Richtung ausführen, indem Sie sich mit der rechten Hand abstützen und den rechten Fuß schwingen.

◯ Schwingen Sie aus der Hüfte. Wechseln Sie in gleichmäßiger Folge die Seiten.

Das dynamische Therapeutische Sakrum-Becken-Arkana (1)

Beidseitige Streckübung

Anmerkung

● Die Hauptindikation dieser Streckübung ist die Selbstausrichtung des Beckens und Sakrums. Wird sie regelmäßig praktiziert, wirkt sie auf die gesamte Wirbelsäule und alle anderen Gelenke des Körpers ein.

● Die Streckübung wird ausgeführt, indem man den rechten Arm ausgestreckt in die Vertikale bringt. Der linke Arm befindet sich, mit der Handfläche nach vorne, angewinkelt über dem Kopf. Die gesamte rechte Körperseite wird nach oben gestreckt, die rechte Ferse löst sich ohne Beugen des Knies vom Boden. Die linke Seite scheint tiefer zu liegen. Man hält den Kopf bei dieser Übung gerade, aber es gibt eine Variante, bei der man den Kopf hebt, als wolle man eine Frucht pflücken.

● Diese Streckung ist dynamisch und wird rhythmisch und fließend abwechselnd mit der rechten und linken Seite ausgeführt.

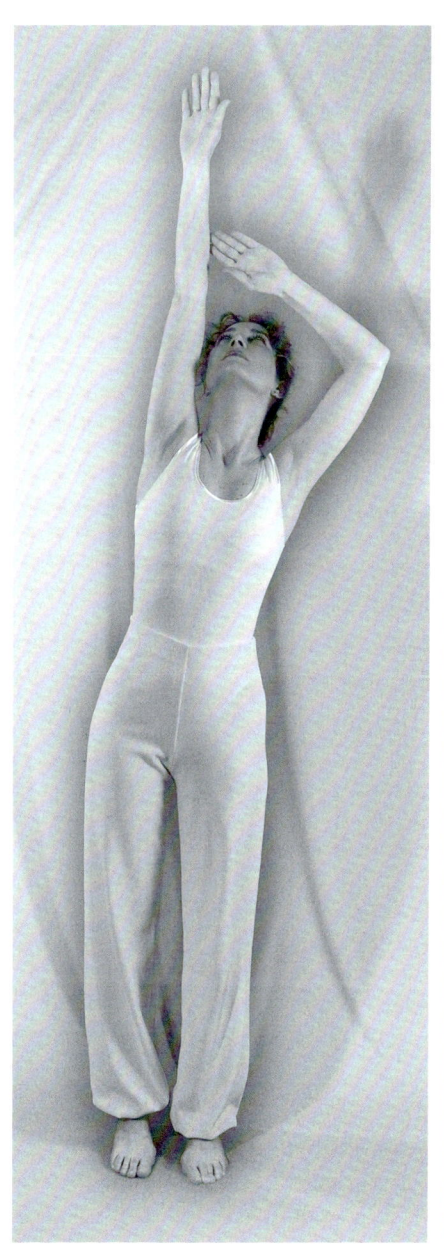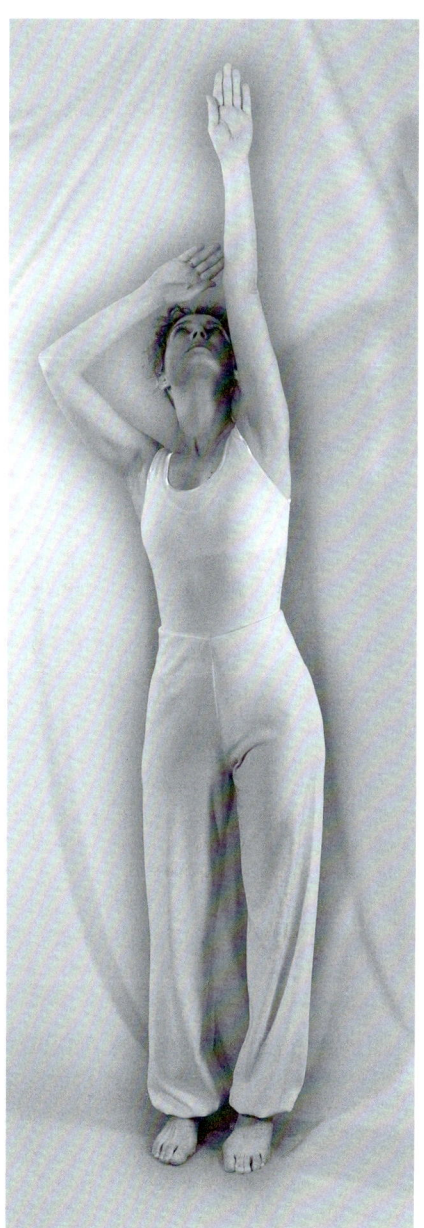

Das Therapeutische Arkana des Beckens

Anmerkung

● Dieses Arkana umfasst keine Aufwärmkontrolle und keine abschließende Vergleichskontrolle.

Das Arkana

● Setzen Sie sich auf Ihre Fersen. Nehmen Sie dazu vorzugsweise eine Decke oder legen Sie ein kleines Kissen unter die Fußgelenke. Stützen Sie beide Hände neben und leicht vor den Knien auf. Halten Sie den Kopf gerade zum Horizont, ohne dass Schmerzen im Nacken entstehen.

● Lassen Sie mit einer Ausatmung die Arme langsam den Körper entlang nach hinten gleiten. Beugen Sie gleichzeitig den Rücken, bis Sie mit dem Kopf vor Ihren Knien den Boden berühren.

● Praktizieren Sie unter Beibehaltung dieser Stellung fünfmal hintereinander die spezielle Bauchatmung: „Nase-einat-men", Pause mit einem Anhalten des Atems für fünf Sekunden, „Mund-ausat-men" und Atmungspause für fünf Sekunden.

● Der Körper befindet sich während der gesamten Dauer des Arkanas in einem Zustand größtmöglicher Entspannung.

● Heben Sie den Körper mit dem sechsten Atemzug wieder an, und gehen Sie zurück in die Ausgangsposition.

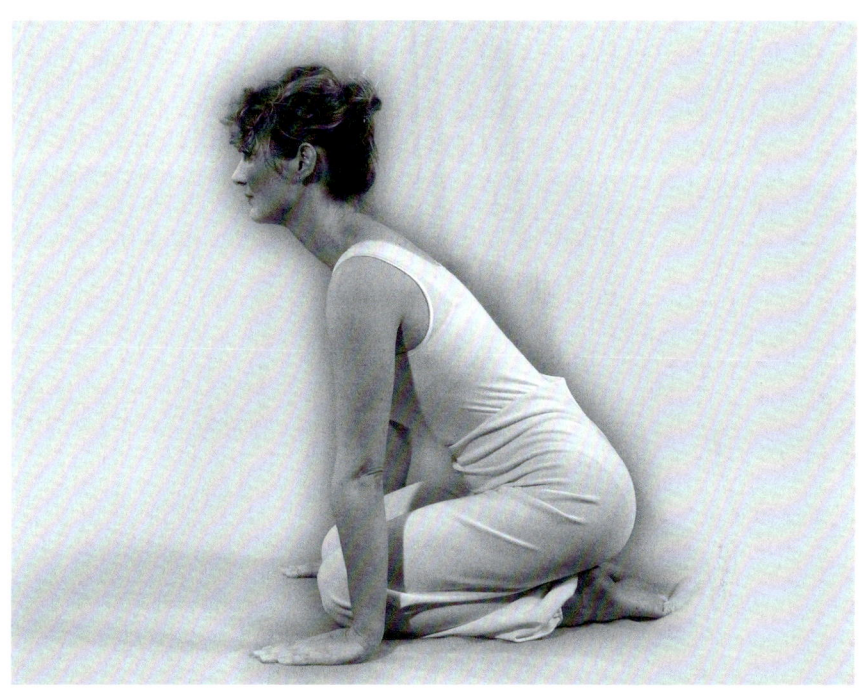

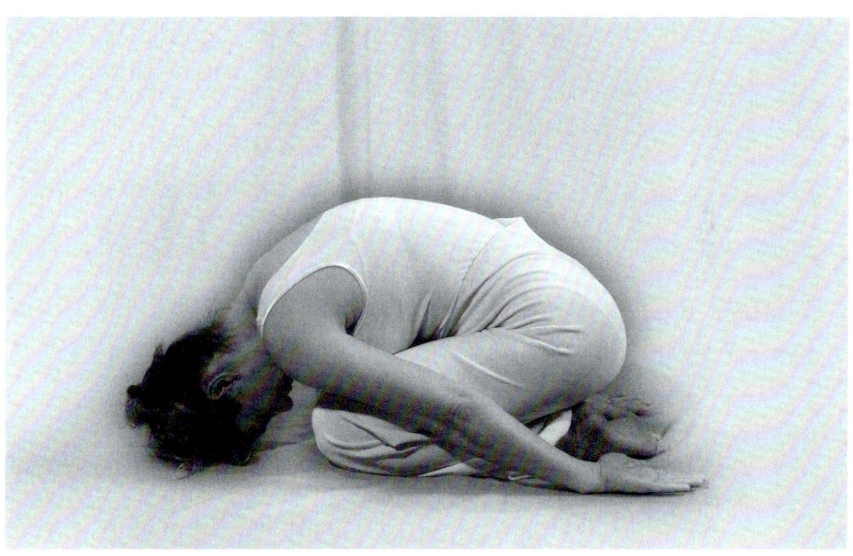

Das dynamische Therapeutische Sakrum-Becken-Arkana (2)

● Stehen Sie mit in Beckenbreite auseinander gestellten Beinen aufrecht. Halten Sie den Rücken sehr gerade, und lassen Sie Ihre Arme locker an den Körperseiten herabhängen.

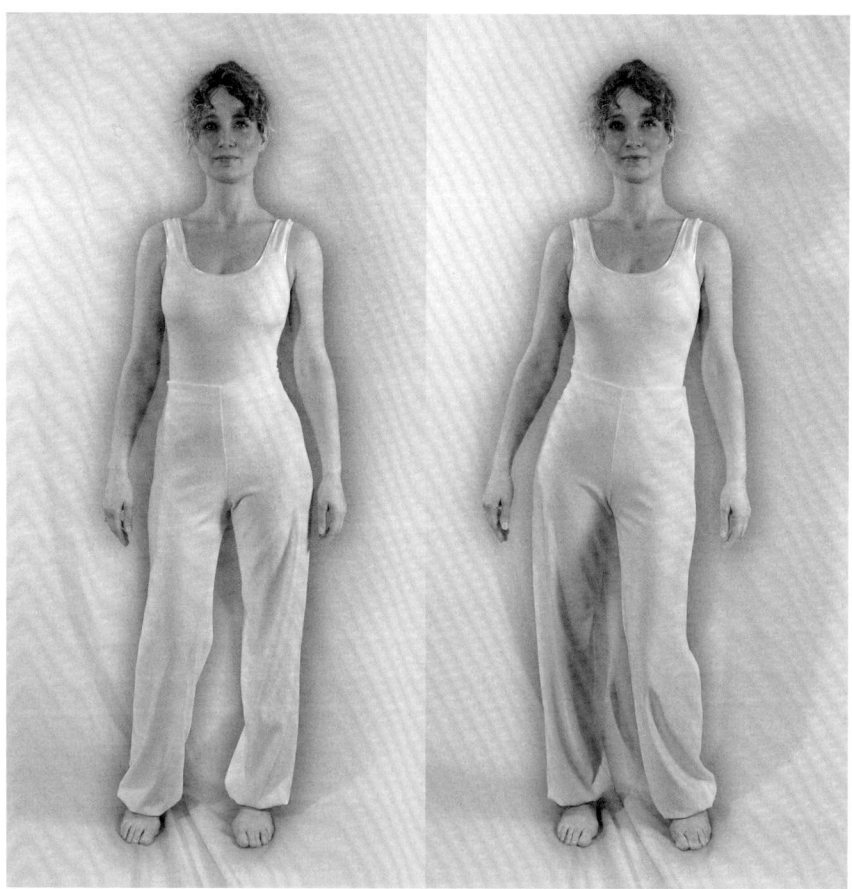

● Verlagern Sie durch ein seitliches Beugen des rechten Knies Ihr Körpergewicht auf die linke Körperseite. Wechseln Sie, immer mit geradem Rücken und im gleichmäßigen Rhythmus, von einer Seite zur anderen.

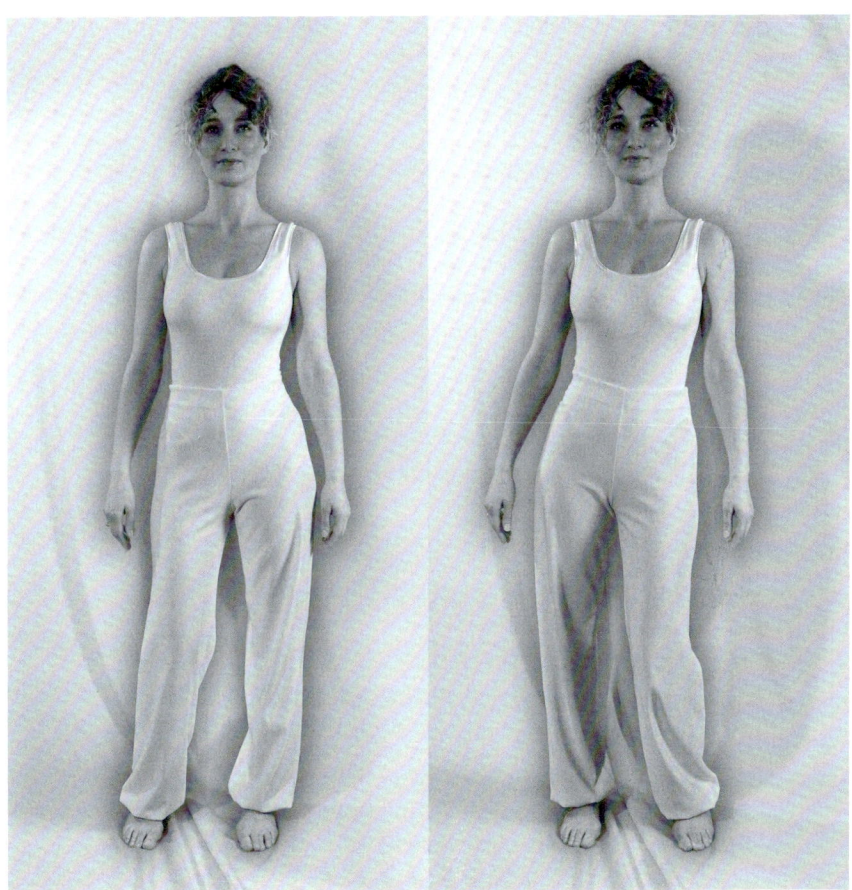

DAS THERAPEUTISCHE ARKANA
FÜR DIE GESAMTE WIRBELSÄULE

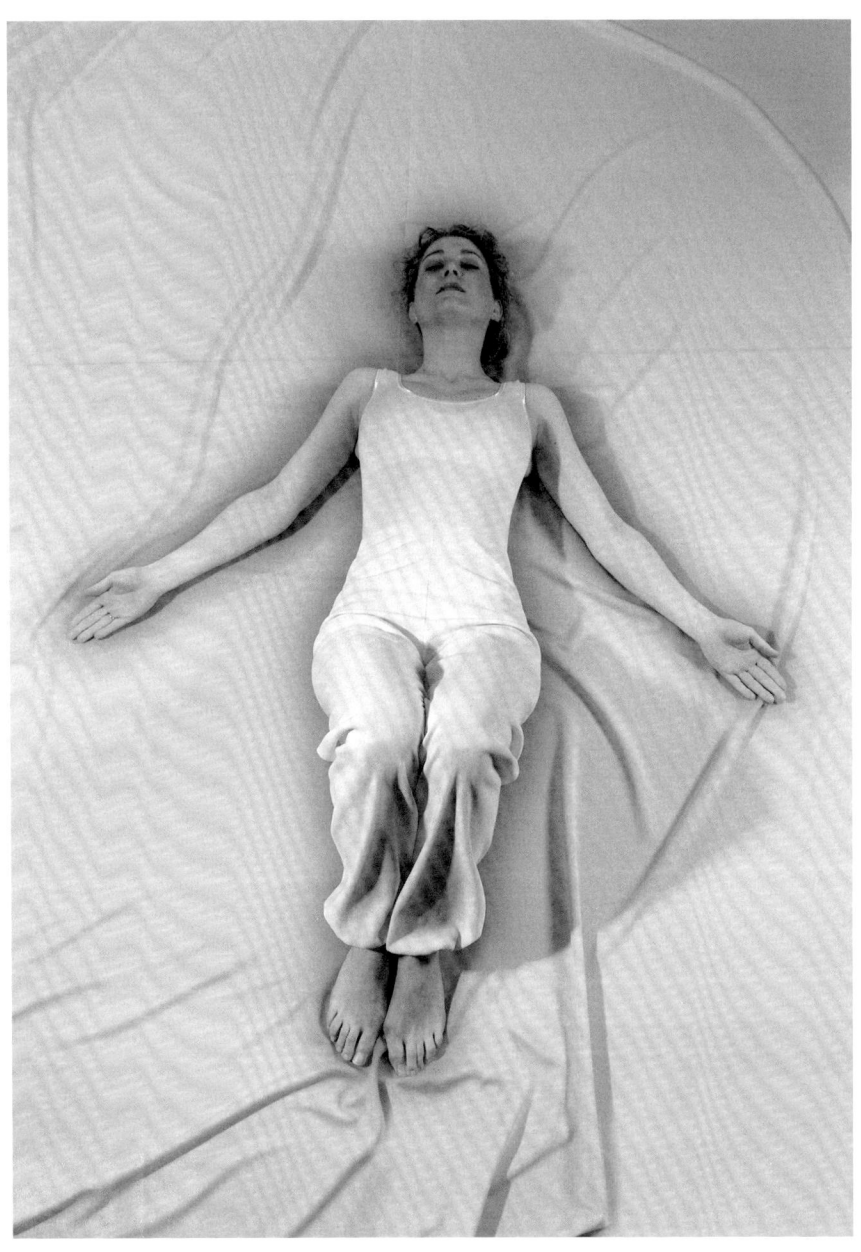

Das Therapeutische Arkana für die gesamte Wirbelsäule

(TAWS 1T)

Aufwärmkontrolle

● **Ausgangsposition:** Legen Sie sich auf den Rücken, winkeln Sie die Knie an, und strecken Sie die Hände mit den Handflächen nach oben am Boden aus. Der gesamte Körper befindet sich in einem Zustand der größtmöglichen Entspannung. Für eine bessere Konzentration und größere Sensibilität für die sich manifestierenden Gefühle wird empfohlen, die Augen während der Übung geschlossen zu halten.

● **Erste Stellung:** Senken Sie die Knie langsam und ohne zu forcieren nach rechts. Drehen Sie den Kopf gleichzeitig langsam und ebenfalls ohne zu forcieren nach links. Die Knie und Knöchel bleiben während des Bewegungsablaufs in Berührung. Das Becken hebt sich nicht vollständig vom Boden, der Rücken bleibt vollkommen entspannt. Gehen Sie langsam für zwei Sekunden zurück in die Ausgangsposition. Führen Sie dann die zweite Stellung aus.

● **Zweite Stellung:** Diese wird genau wie die erste Stellung, aber in umgekehrter Richtung (Knie nach links, Kopf nach rechts) ausgeführt.

● **Bewertung**: Beobachten Sie, bei welcher der beiden Stellungen Sie die größere Blockade oder den größeren Schmerz verspüren.

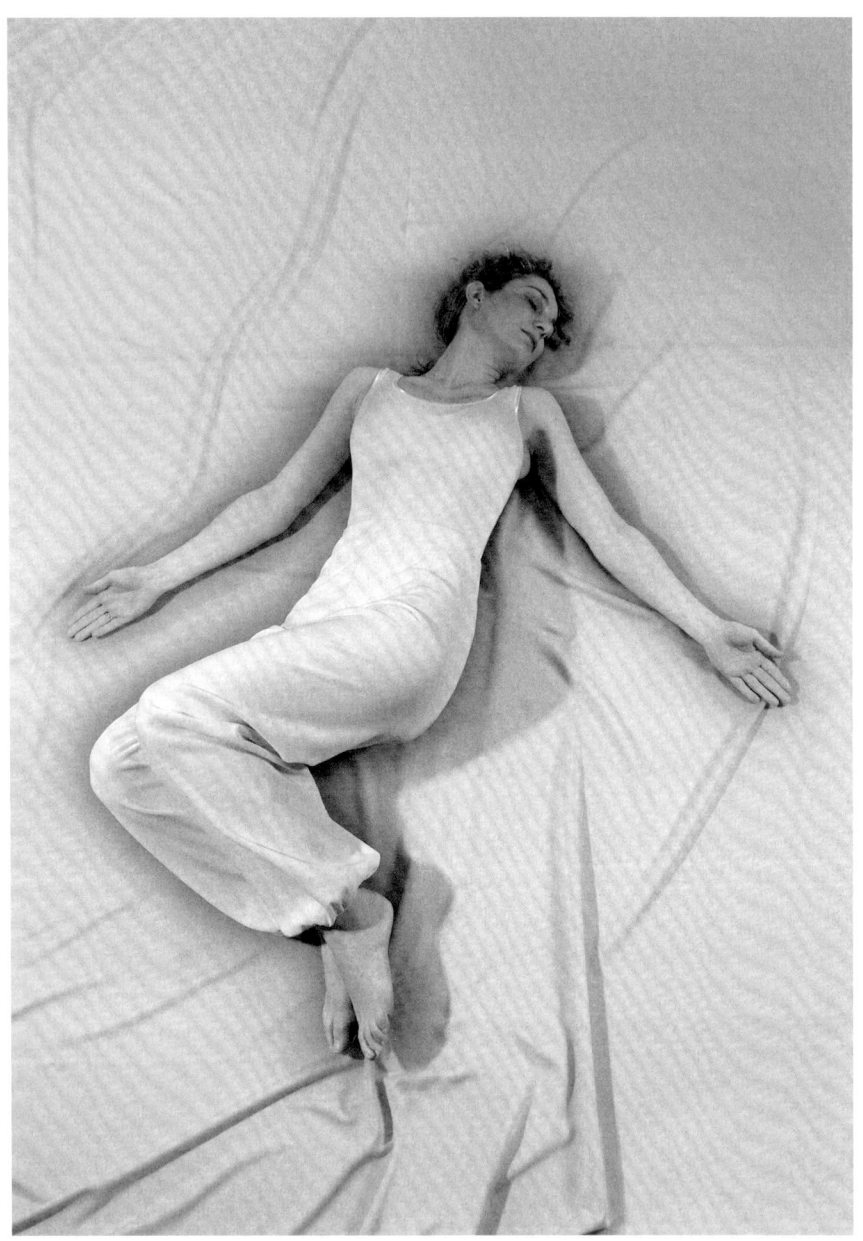

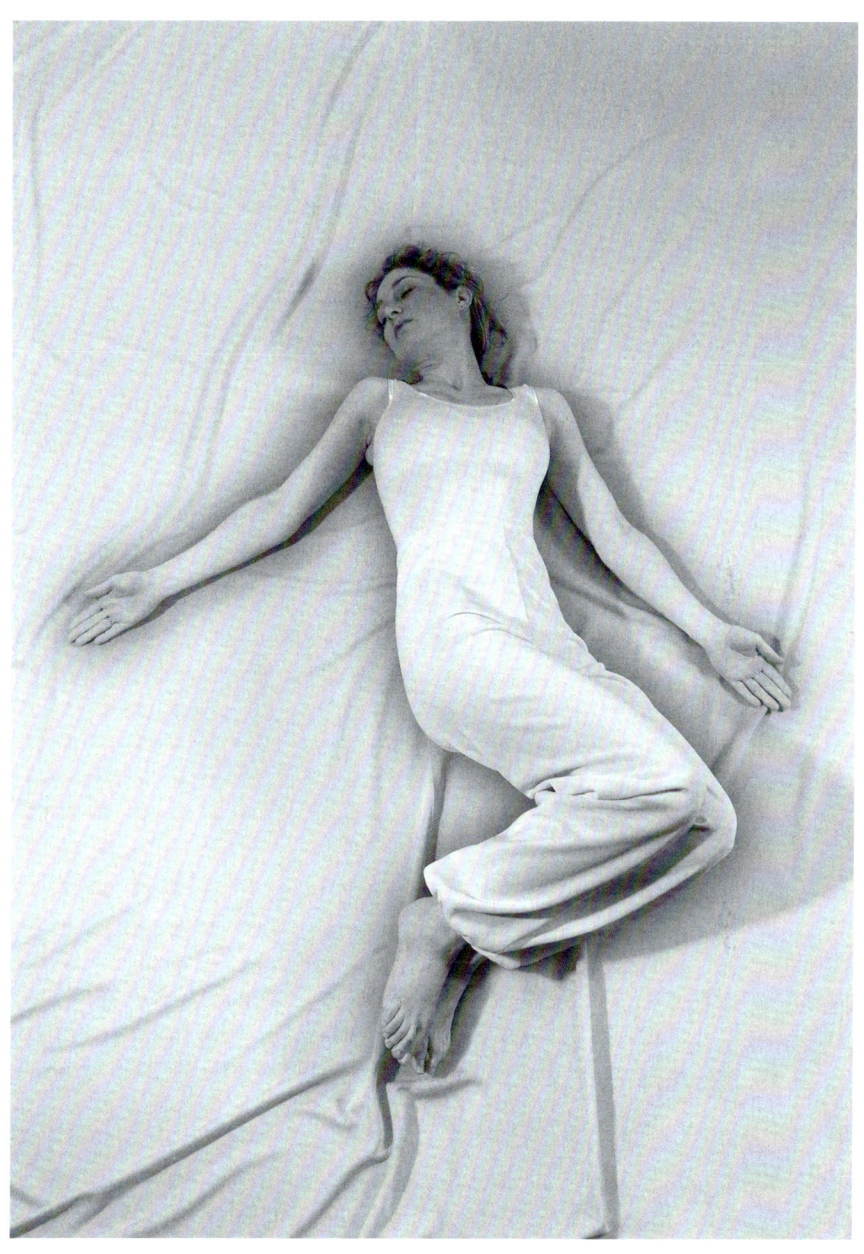

Das Arkana

● Das Arkana wird in der Stellung ausgeführt, die bei der Aufwärm-kontrolle am wenigsten hinderlich oder schmerzhaft war. Für eine bessere Konzentration und Achtsamkeit auf die Gefühle und Atmung wird emp-fohlen, die Augen während der Übung geschlossen zu halten.

● Die Stellung wird langsam mit einer gleichzeitigen Ausatmung ein-genommen. Anschließend praktiziert man, unter Beibehaltung dieser Stellung, fünfmal in Folge die spezielle Bauchatmung: „Nase-Einat-men", Pause mit einem Anhalten des Atems für fünf Sekunden, Mund-ausat-men" und Atmungspause für fünf Sekunden.

● Der gesamte Körper befindet sich während der Dauer des Arkanas in einem Zustand größtmöglicher Entspannung.

● Mit dem sechsten Atemzug geht man zurück in die Ausgangsposition.

Abschließende Vergleichskontrolle

● Die abschließende Vergleichskontrolle ermöglicht die Überprüfung des Grades oder des Prozentsatzes der Verbesserung nach Abschluss der Übung. Man beobachtet, ob die anfängliche Blockade oder der anfängliche Schmerz gelindert wurde oder vollständig verschwunden ist.

● Praktizieren Sie, ausgehend von der Ausgangsposition, langsam die erste Stellung (siehe Seite 187 ff.). Gehen Sie zurück in die Ausgangsposition, pausieren Sie für zwei Sekunden, und führen Sie dann die zweite Stellung aus. Atmen Sie während dieser beiden Phasen ganz natürlich.

● Bewertung: Hat sich die Blockade oder Einschränkung der Flexibilität verbessert? Hat der Schmerz nachgelassen oder ist er verschwunden? Bewerten Sie in Prozentpunkten.

DAS VOLLSTÄNDIGE DYNAMISCHE THERAPEUTISCHE ARKANA

DAS HÖHERE ARKANA NR. 5

STRECKUNG DER LEBENSFREUDE

Das vollständige dynamische Therapeutische Arkana

● Die Hauptindikation ist die Selbstausrichtung der gesamten Wirbelsäule und aller Gelenke. Durch seine Dynamik geht die Wirkung dieses Arkanas aber über die Ausrichtung der Gelenke hinaus, da es auch den Blutkreislauf harmonisiert. Außerdem hat es eine herzstärkende Wirkung.

● Alle Bewegungen werden mit größtmöglicher Entspannung und Geschmeidigkeit ausgeführt. Die Wirbelsäule muss gerade und der Nacken in der Verlängerung der Wirbelsäulenachse gehalten werden. Der Blick ist immer geradeaus gerichtet.

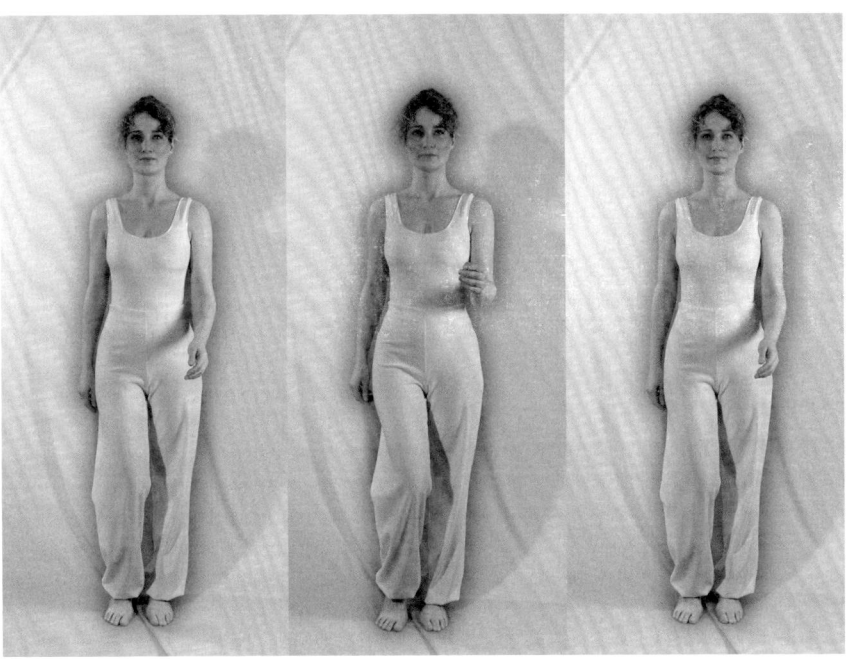

Erste Phase: Auf der Stelle gehen

🔵 Heben Sie die Ferse an, und rollen Sie auf dem Fuß ab, als wollten Sie sich auf den Zehen abstützen. Heben Sie das Knie nach vorne an. Schwingen Sie gleichzeitig den Arm der anderen Körperseite nach vorne. Winkeln Sie den Unterarm in die Horizontale an. Wechseln Sie ständig die Seiten dieses Bewegungsablaufs, und laufen Sie rhythmisch, ruhig und entspannt. Das Körpergewicht verlagert sich abwechselnd von einem auf den anderen Fuß. Die Hauptstütze bildet der Fuß, der flach auf dem Boden ruht. Der Rhythmus wird vom Schwingen der Arme vorgegeben.

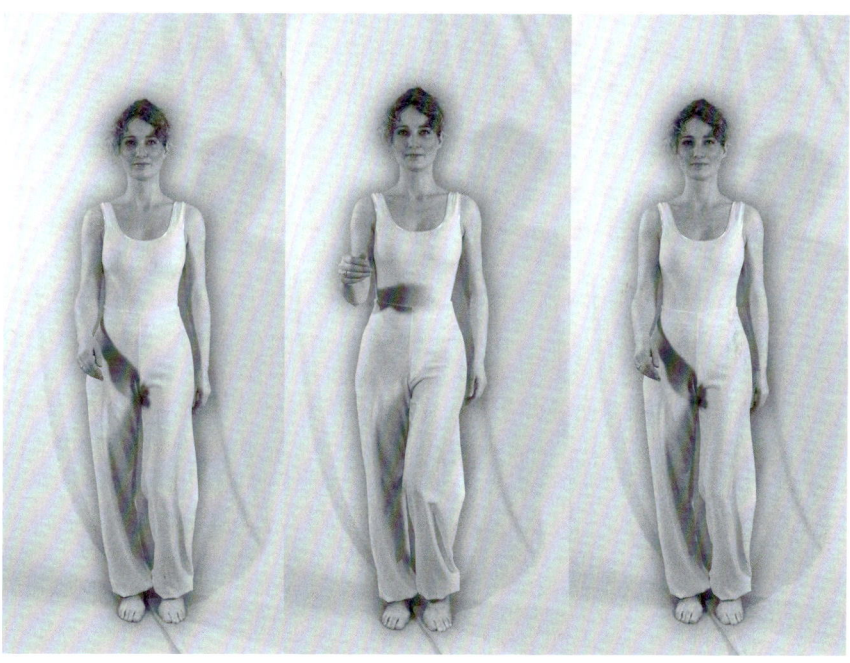

Zweite Phase: Schwingen der Arme

● Bewegen Sie die Arme nach dem Vor- und Zurückschwingen fließend im Halbkreis um den Oberkörper. Schwingen Sie den Arm auf der Gegenseite des sich nach vorne bewegenden Knies nach vorne.

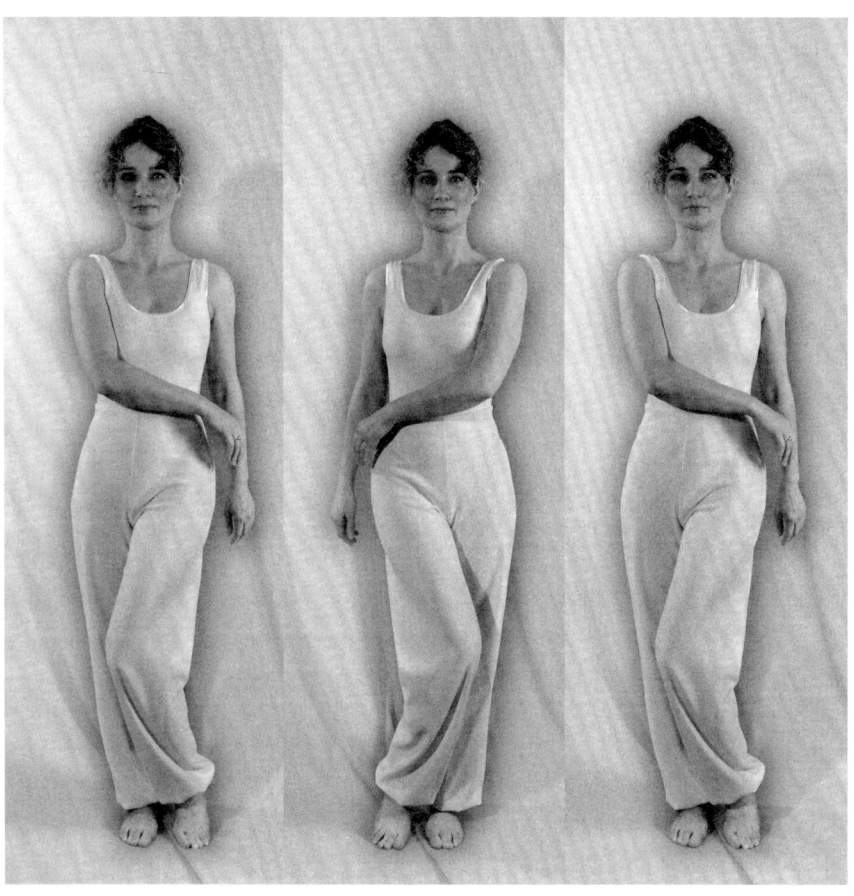

⚪ Bewegen Sie nun das Knie nicht weiter nach vorne, sondern in die Gegenrichtung der Armschwingung. Achten Sie dabei darauf, dass die Arme immer fließend und entspannt schwingen.

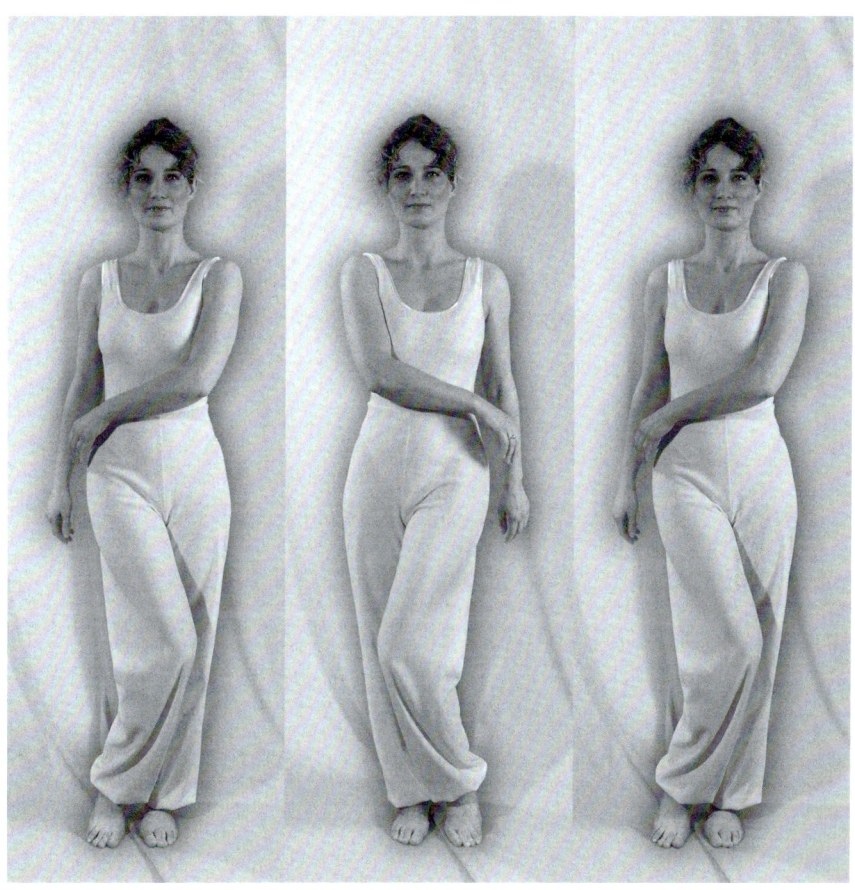

Dritte Phase: Bewegung der Hände

● Berühren Sie, während die Beine den Bewegungsablauf der ersten beiden Phasen weiter ausführen, mit der rechten Hand bei der Vorwärtsbewegung des linken Knies die rechte Schulter, während Sie den linken Arm nach hinten schwingen, so dass er einen Winkel von rund 45° zum Oberkörper bildet.

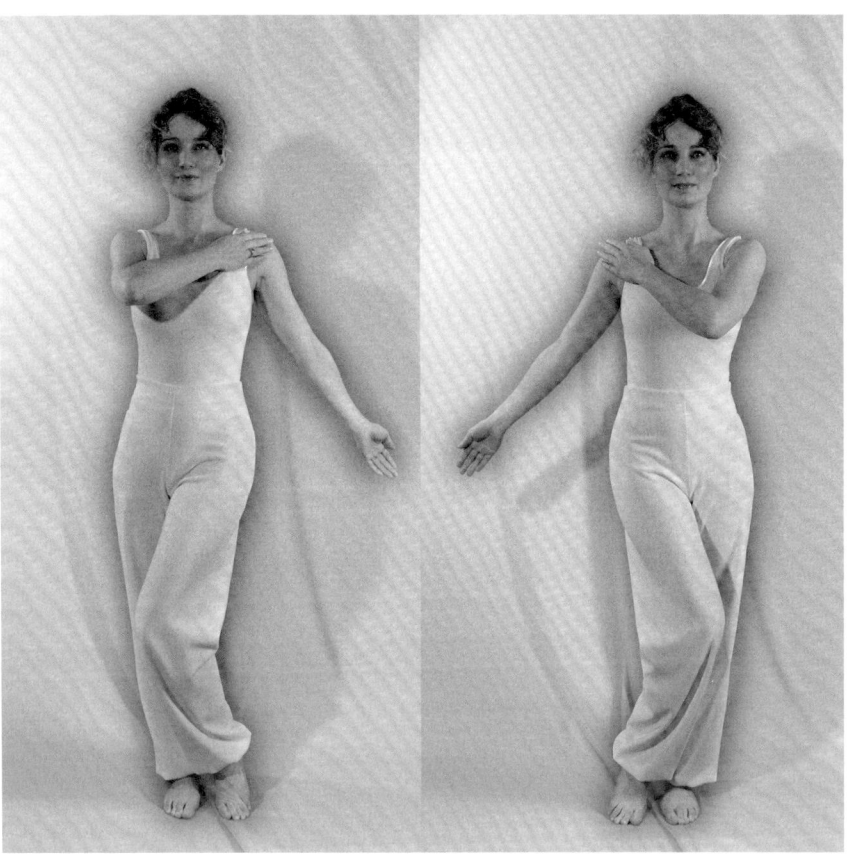

● Berühren Sie anschließend mit der linken Hand während der Vorwärtsbewegung des rechten Knies die rechte Schulter. Wechseln Sie dann wieder die Seiten.

● Wechseln Sie die Seiten rhythmisch, ruhig und entspannt. Der Bewegungsablauf muss fließend, zwanglos und angenehm sein.

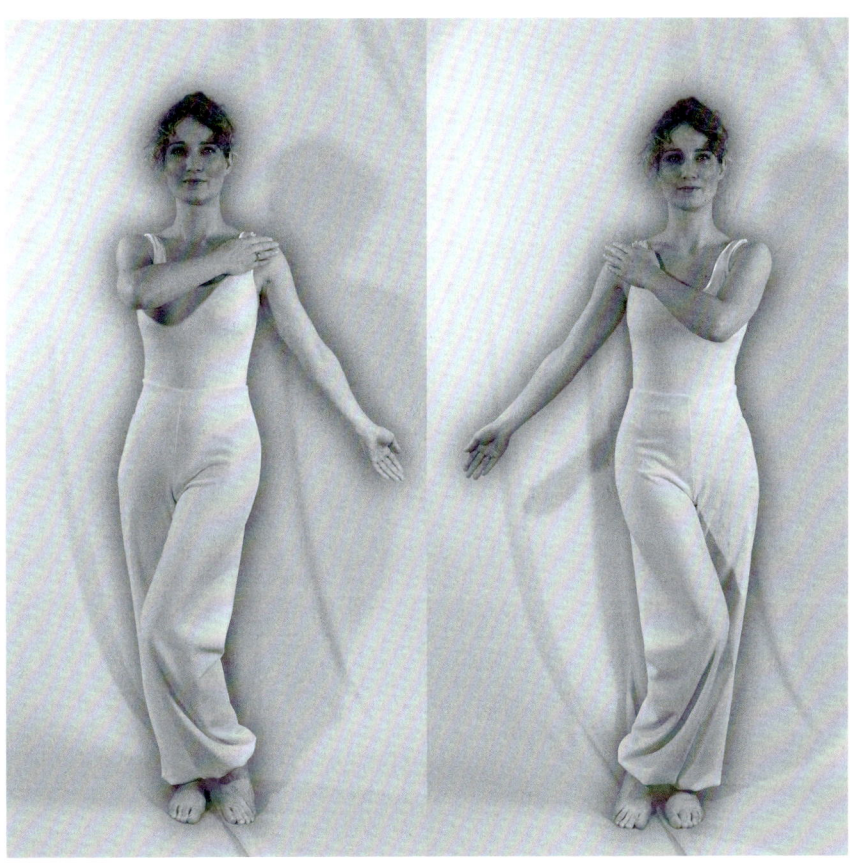

Vierte Phase: Bewegung von Knie und Fuß

● Die obere Körperhälfte befindet sich in derselben Position wie in der vorherigen Phase. Heben Sie den Fuß und das Knie sanft, entspannt und ohne zu forcieren so weit wie möglich an.

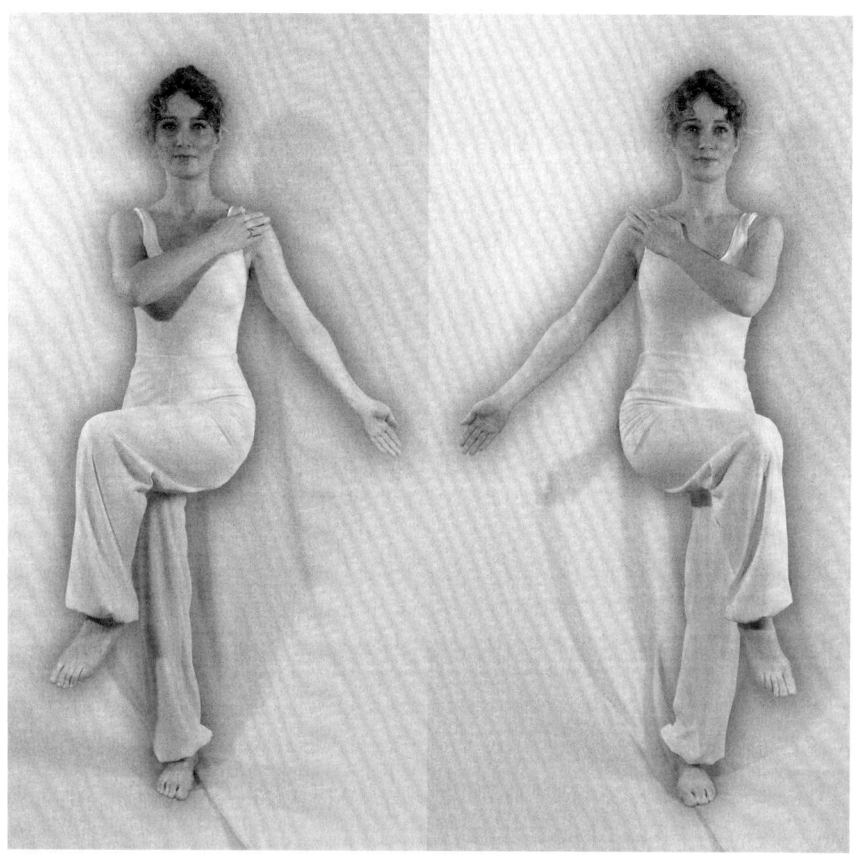

Fünfte Phase: Bewegung des Kopfes

● Drehen Sie den Kopf in dieselbe Richtung wie das sich hebende Knie.

● Gehen Sie nach einigen Minuten langsam zurück in eine Ruheposition.

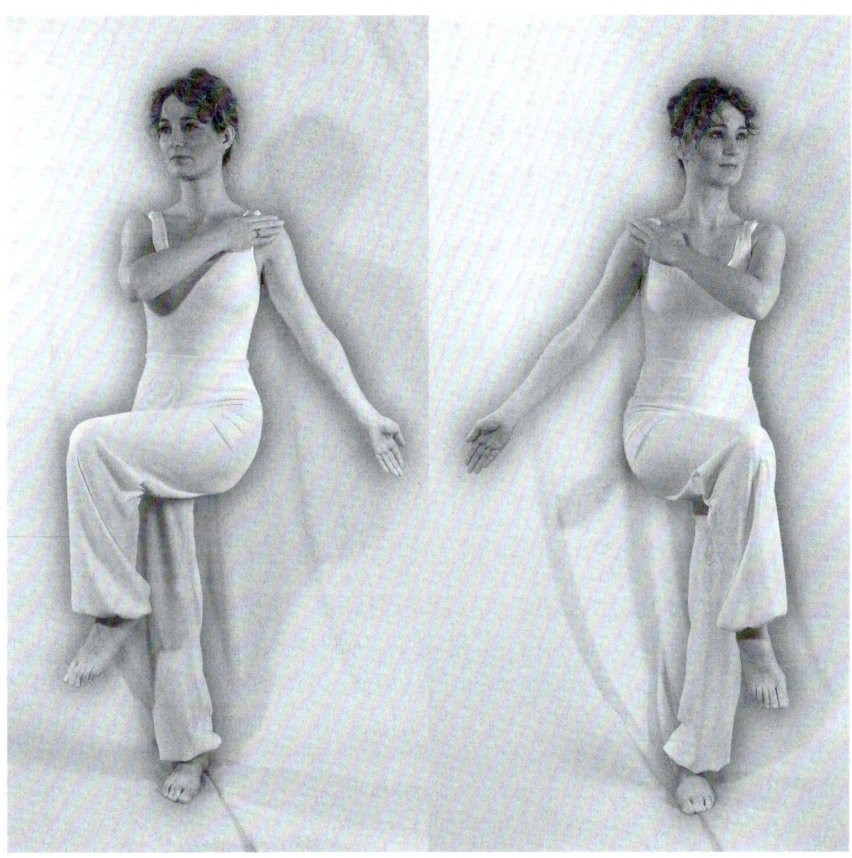

Das Höhere Arkana Nr. 5
Streckung der Lebensfreude

● Die Hauptindikation dieses Arkanas ist die Lösung von Spannungen. Es hat außerdem eine entgiftende Wirkung. (Siehe *Das Geheimnis der ewigen Jugend der Derwische – Einführung in die 7 höheren Arkanas*, Verlag Via Nova.)

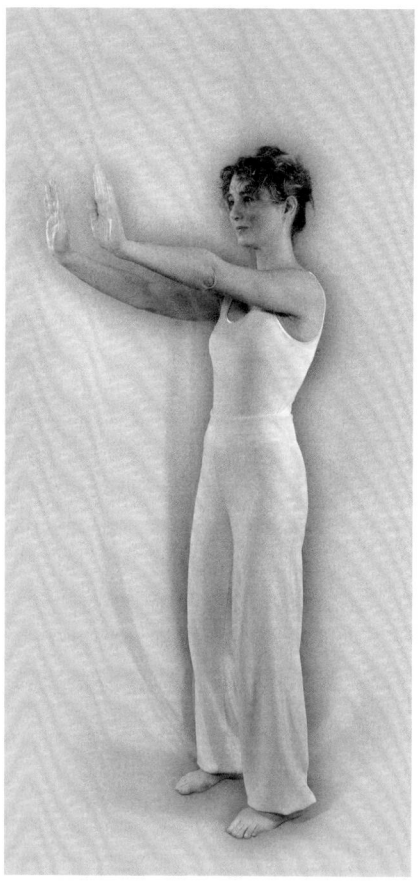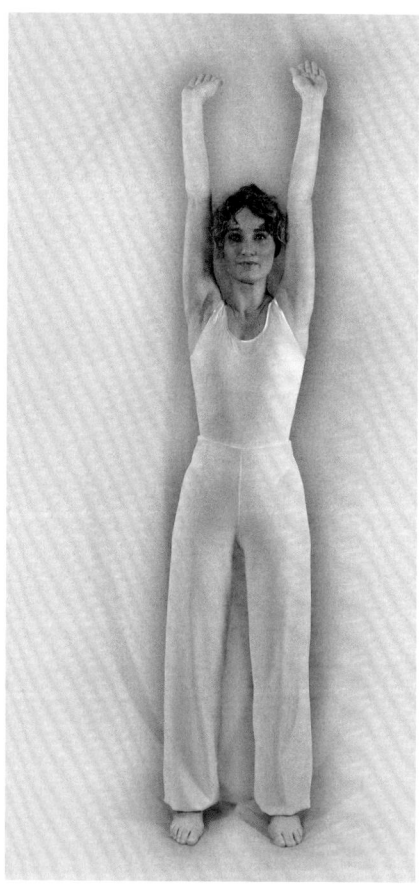

● Strecken Sie in der Grundstellung (Körper in gerader, aufrechter Haltung, Füße in Beckenbreite auseinander, Knie leicht angewinkelt) Ihre Arme nach vorne. Heben Sie die gestreckten Arme dann mit den Handflächen nach oben gerichtet vollständig an. Bewegen Sie die Arme dann in die Horizontale, und strecken Sie sie erneut mit nach außen gerichteten Handflächen. Strecken Sie die Arme dann mit den Handflächen zum Boden gerichtet nach unten, bis sie an den Körperseiten anliegen.

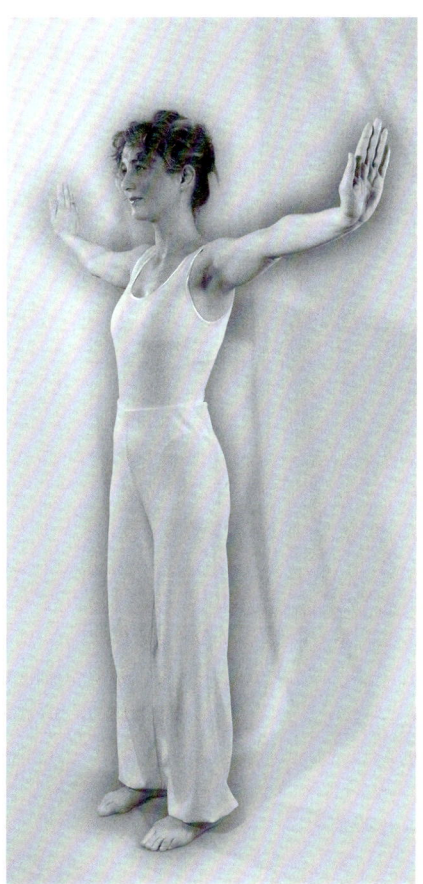
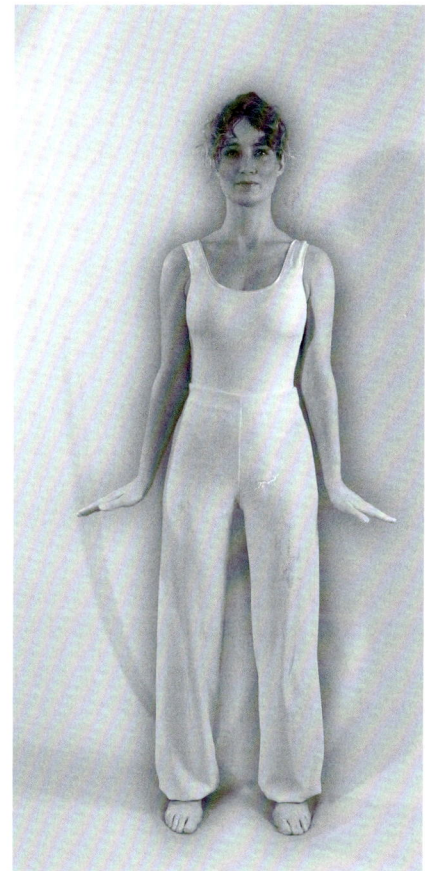

DIE FÜNF SPEZIELLEN RÜCKEN-ARKANAS

Die fünf speziellen Rücken-Arkanas
Liegende Position

● Diese Arkanas werden ausgestreckt mit dem Rücken auf einer Decke oder einem Teppich liegend ausgeführt. Der Boden darf sich nicht kühl oder kalt anfühlen. Tragen Sie weite Kleidung, die sich nicht um die Taille oder den Nacken spannt.

● Für die notwendige Konzentration und Ruhe, aber auch zur Entspannung nach einer Sitzung der Euphonischen Technik durch Achtsamkeit (siehe Seite 276) beginnen die Übungen nach einigen Minuten der speziellen Bauchatmung.

● Führen Sie die Übungen immer sanft und ohne zu forcieren aus.

● Achten Sie während der Praxis dieser Übungen darauf, dass Ihre Ein- und Ausatmung fließend und natürlich ist. Atmen Sie natürlich.

● Wenn Sie Ihre Atmung blockieren, ist das ein Zeichen dafür, dass Sie Ihre Übung zu forciert ausführen. Versuchen Sie daher immer, ruhig, entspannt und natürlich zu atmen. Ein ruhiges Atmen ist immer der Hinweis darauf, dass Sie die Übung im Rahmen Ihrer aktuellen Möglichkeiten ausführen.

● Beginnen Sie, falls Sie stechende Schmerzen verspüren, immer mit der ersten Übung (Therapeutisches Rücken-Arkana Nr.1). Praktizieren Sie für einen Zeitraum von mindestens acht Tagen und/oder bis Sie eine merkliche Linderung feststellen, ausschließlich diese Übung.

● Vergessen Sie nicht, dass niemand die Arkanas bereits beim ersten Mal perfekt ausführen kann. Es wird ein Heilungs- und Trainingsprozess in Gang gesetzt, der Ihnen mit der Zeit eine immer bessere Praxis der Stellungen ermöglicht, während Sie gleichzeitig Ihre Rückenschmerzen oder -probleme lindern.

Varianten der Praxis der speziellen Rücken-Arkanas

● Die Stellungen aller Therapeutischen Arkanas speziell zur Rücken-behandlung können, wie wir es für diese Übungen beschrieben haben, nacheinander folgend ausgeführt werden.

● Sie können auch wie der Großteil der anderen Arkanas praktiziert werden, das heißt mit der Aufwärmkontrolle, der Ausführung der Übung in der Stellung oder auf der Körperseite mit der geringsten Blockade oder Schmerzhaftigkeit und, unter Beibehaltung der Stellung, der spezifischen Bauchatmung fünfmal in Folge (mit Atmungspausen von fünf Sekunden nach jeder Ein- und Ausatmung).

Das spezielle Therapeutische Rücken-Arkana Nr. 1

Vier aufeinander folgende Stellungen

◉ **Ruhestellung:** Legen Sie sich flach und mit ausgestreckten Beinen auf den Rücken. Ihre Arme bilden einen Winkel von 30° zu Ihrem Körper, Ihre Handflächen ruhen auf dem Boden. Ihre Beine sind parallel zueinander ausgestreckt. Das Kinn ist für eine Streckung des Nackens leicht gesenkt. Spüren Sie zuerst Ihren Kopf, dann Ihre Schultern, Ihre Arme, Ihre Hände, Ihren Brustkorb, Ihr Becken, Ihre Oberschenkel, Ihre Waden und den Kontakt Ihrer Fersen mit dem Boden. Schließen Sie die Augen und entspannen Sie Ihre Gesichtsmuskeln, insbesondere die von Stirn und Kiefer. Atmen Sie ruhig. Ein … aus …, ein … aus …

◉ **Erste Stellung:** Kreuzen Sie die Beine, indem Sie den rechten auf den linken Knöchel legen. Die Beine bleiben während der gesamten Übung ausgestreckt. Drehen Sie, ohne zu forcieren, den Kopf so weit wie möglich nach rechts und die Füße gleichzeitig so weit wie möglich nach links. Versuchen Sie, weiterhin ohne zu forcieren, den Boden mit dem rechten großen Zeh zu berühren. Das Becken kann sich durch die Drehbewegung vom Boden lösen.

◉ Verharren Sie für mindestens eine Atmung in dieser Stellung. Sie können diese Zeit im Verlauf des Fortschritts Ihrer Praxis auf bis zu fünf Atmungen ausdehnen.

◉ Bringen Sie, unter Beibehaltung der Fußstellung, Ihren Kopf und Körper langsam wieder in die Ruhestellung.

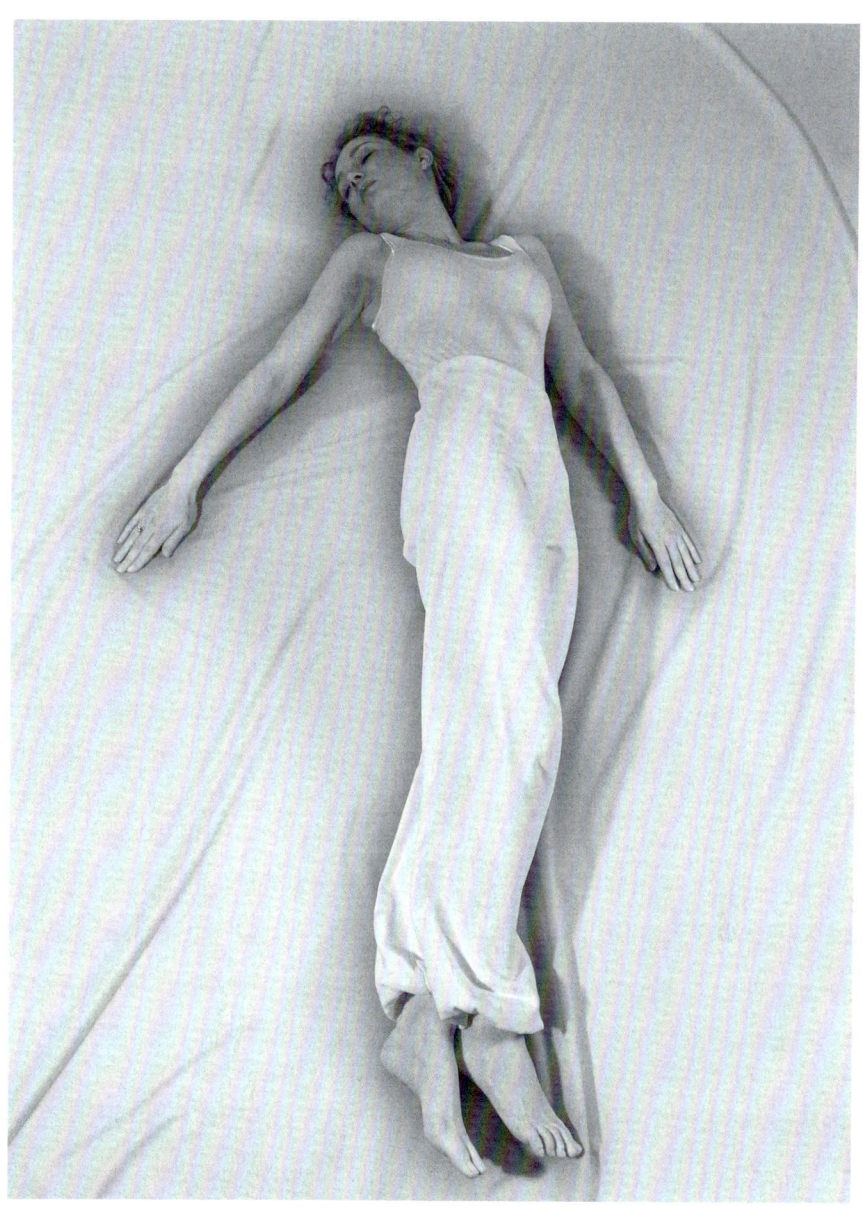

Erste Stellung

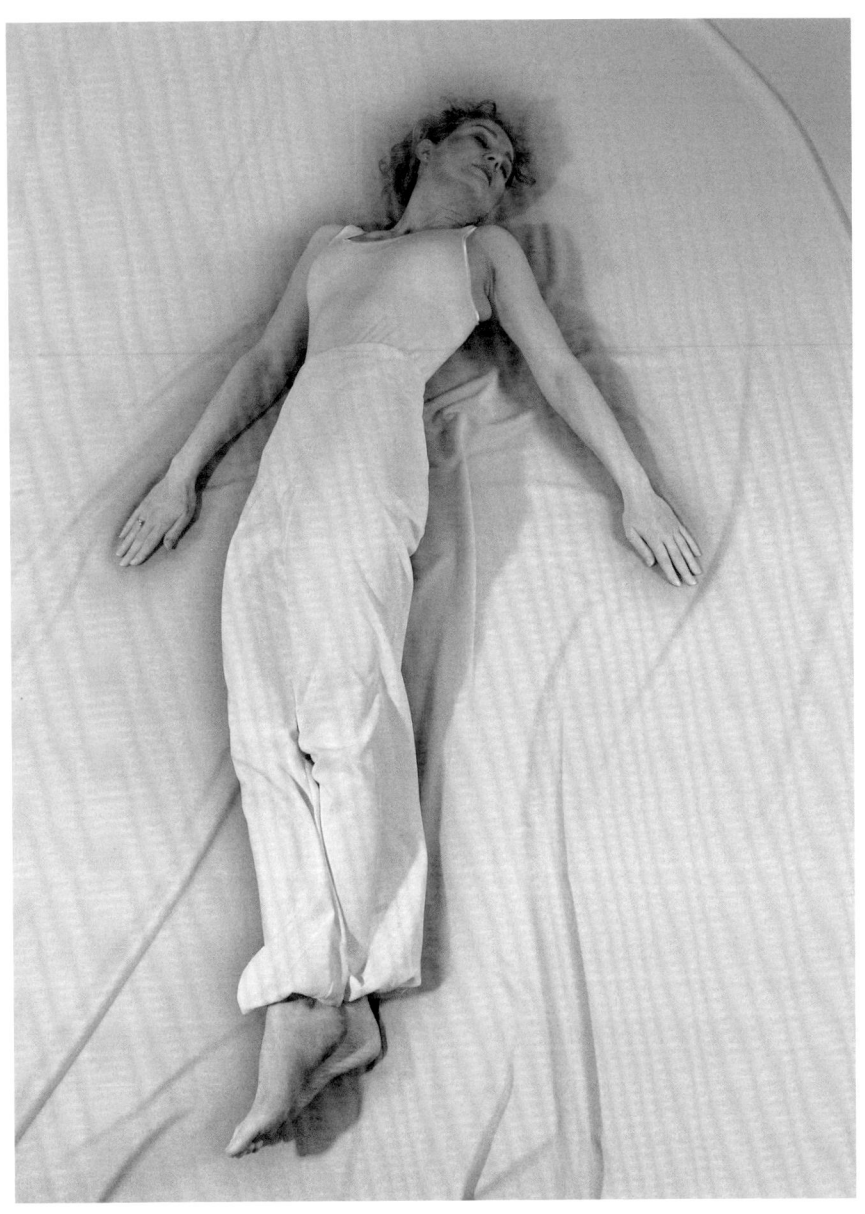

Zweite Stellung

●   **Zweite Stellung:** Gehen Sie nun langsam in die seitlich umgekehrte Stellung, indem Sie den Kopf langsam so weit wie möglich nach links und Ihre Füße gleichzeitig langsam so weit wie möglich nach rechts drehen. Versuchen Sie, weiterhin ohne zu forcieren, den Boden mit dem linken großen Zeh zu berühren. Das Becken kann sich durch die Drehbewegung vom Boden lösen.

●   Verharren Sie für mindestens eine Atmung in dieser Stellung. Sie können diese Zeit im Verlauf des Fortschritts Ihrer Praxis auf bis zu fünf Atmungen ausdehnen.

●   Gehen Sie zurück in die Ruhestellung, und legen Sie Ihre Beine wieder parallel zueinander.

Empfehlungen

●   Ein Schmerz während der Ausführung dieser Arkanas ist das Zeichen dafür, dass Sie zu sehr forcieren und Sie die Übung sanfter ausführen müssen.

●   Achten Sie während der Praxis dieser Übungen darauf, dass Ihre Ein- und Ausatmung fließend und natürlich ist. Sie müssen nicht unbedingt die spezifische Atmung der Arkanas praktizieren. Atmen Sie einfach ruhig, entspannt und natürlich.

●   Wenn Sie Ihren Atem anhalten oder blockieren, ist das ein Zeichen, dass Sie Ihre Übungen zu sehr forcieren. Versuchen Sie daher immer, ruhig, entspannt und natürlich zu atmen. Ein ruhiges Atmen ist immer der Hinweis darauf, dass Sie die Übung im Rahmen Ihrer aktuellen Möglichkeiten ausführen.

● **Dritte Stellung:** Legen Sie den linken auf den rechten Knöchel. Drehen Sie, ohne zu forcieren, den Kopf so weit wie möglich nach rechts und die Füße gleichzeitig so weit wie möglich nach links. Versuchen Sie, weiterhin ohne zu forcieren, den Boden mit dem rechten großen Zeh zu berühren. Das Becken kann sich durch die Drehbewegung vom Boden lösen.

● Verharren Sie für mindestens eine Atmung in dieser Stellung. Sie können diese Zeit im Verlauf des Fortschritts Ihrer Praxis auf bis zu fünf Atmungen ausdehnen.

● Bringen Sie, unter Beibehaltung der Fußstellung, Ihren Kopf und Körper langsam wieder in die Ruhestellung.

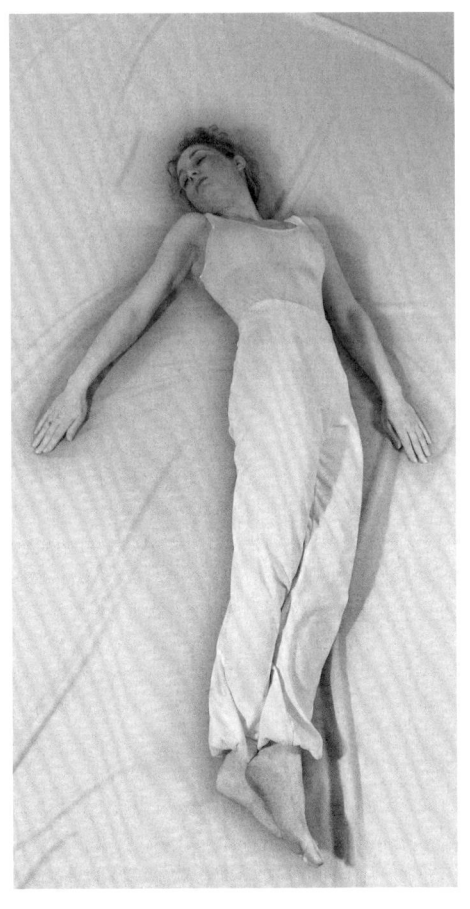

Dritte Stellung

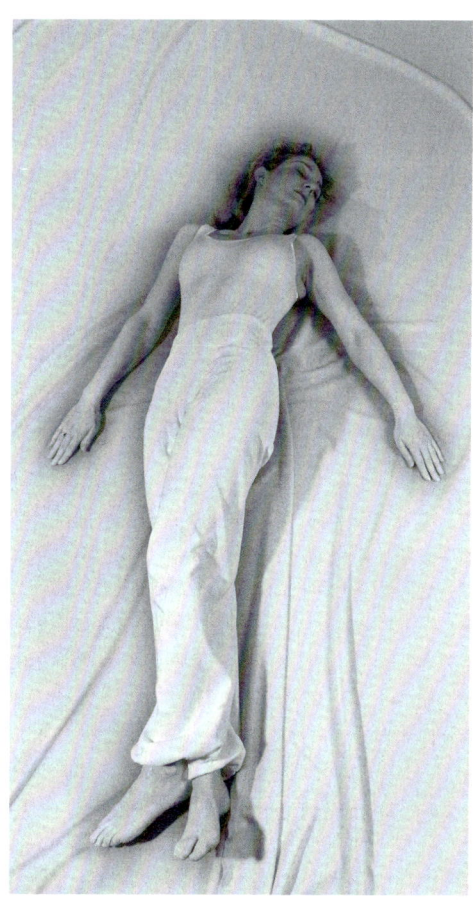

Vierte Stellung

● **Vierte Stellung:** Drehen Sie den Kopf langsam so weit wie möglich nach links und Ihre Füße gleichzeitig langsam so weit wie möglich nach rechts. Versuchen Sie, weiterhin ohne zu forcieren, den Boden mit dem linken großen Zeh zu berühren. Das Becken kann sich durch die Drehbewegung vom Boden lösen.

● Verharren Sie für mindestens eine Atmung in dieser Stellung. Sie können diese Zeit im Verlauf des Fortschritts Ihrer Praxis auf bis zu fünf Atmungen ausdehnen.

● Gehen Sie zurück in die Ruhestellung, und legen Sie Ihre Beine wieder parallel zueinander.

Das spezielle Therapeutische Rücken-Arkana Nr. 2

Vier aufeinander folgende Stellungen

● **Ruhestellung:** Legen Sie sich flach und mit ausgestreckten Beinen auf den Rücken. Ihre Arme bilden einen Winkel von 30° zu Ihrem Körper, Ihre Handflächen ruhen auf dem Boden. Ihre Beine sind parallel zueinander ausgestreckt. Das Kinn ist für eine Streckung des Nackens leicht gesenkt. Spüren Sie zuerst Ihren Kopf, dann Ihre Schultern, Ihre Arme, Ihre Hände, Ihren Brustkorb, Ihr Becken, Ihre Oberschenkel, Ihre Waden und den Kontakt Ihrer Fersen mit dem Boden. Schließen Sie die Augen und entspannen Sie Ihre Gesichtsmuskeln, insbesondere die von Stirn und Kiefer. Atmen Sie ruhig. Ein … aus …, ein … aus …

● **Erste Stellung:** Schieben Sie die rechte Ferse (auf Höhe der Achillessehne) zwischen den großen und zweiten Zeh Ihres linken Fußes. Beide Beine sind gestreckt, der rechte Fuß ist nach vorne gestreckt. Drehen Sie, ohne zu forcieren, den Kopf so weit wie möglich nach rechts und die Füße gleichzeitig so weit wie möglich nach links.

● Verharren Sie für mindestens eine Atmung in dieser Stellung. Sie können diese Zeit im Verlauf des Fortschritts Ihrer Praxis auf bis zu fünf Atmungen ausdehnen.

● Bringen Sie, unter Beibehaltung der Fußstellung, Ihren Kopf und Körper langsam wieder in die Ruhestellung.

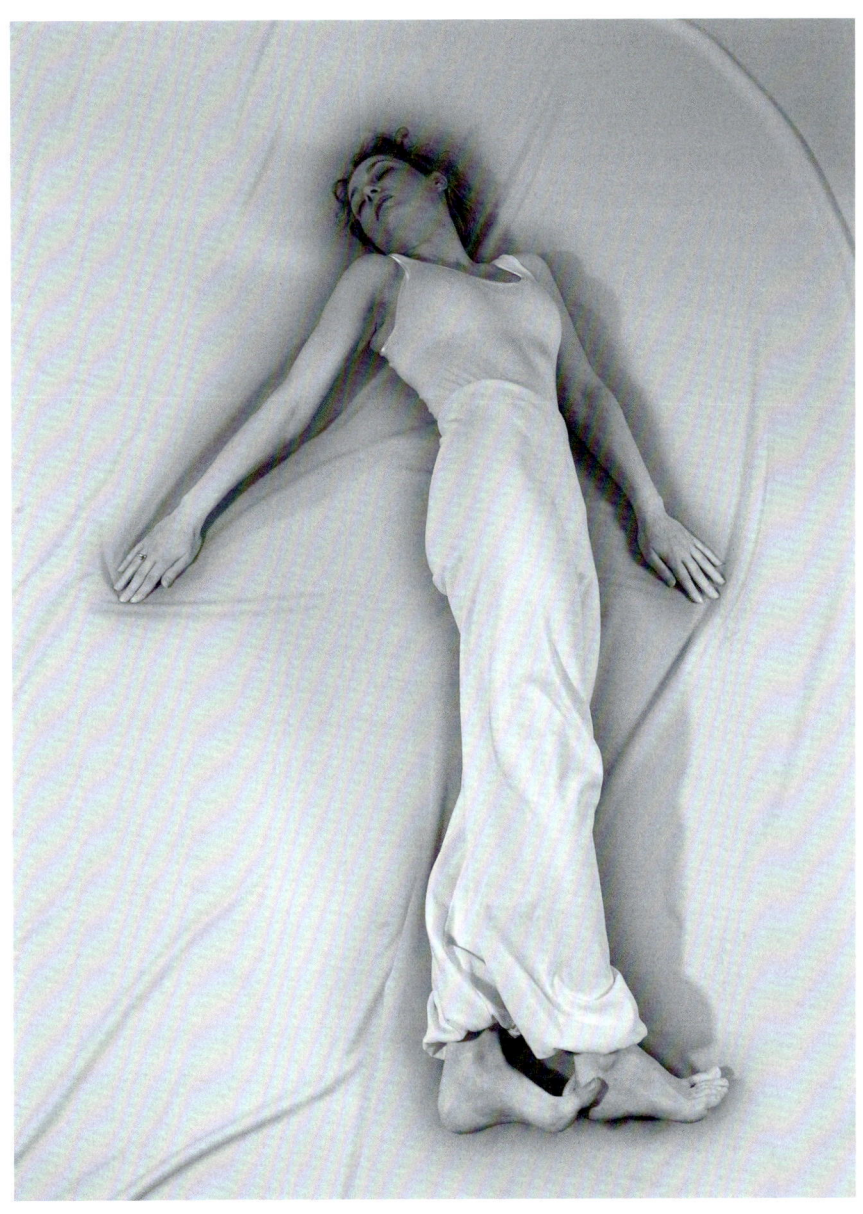

Erste Stellung

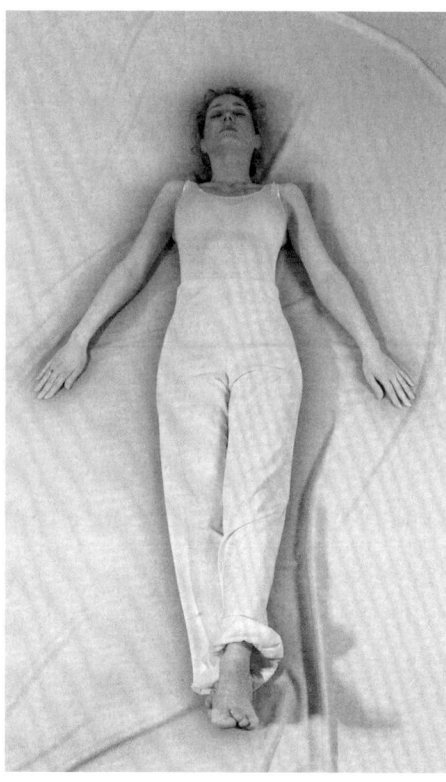

Ruhestellung unter Beibehaltung der Fußstellung

● **Zweite Stellung** *(rechts)*: Gehen Sie nun langsam in die seitlich umgekehrte Stellung, indem Sie den Kopf langsam so weit wie möglich nach links und Ihre Füße gleichzeitig langsam so weit wie möglich nach rechts drehen.

● Verharren Sie für mindestens eine Atmung in dieser Stellung. Sie können diese Zeit im Verlauf des Fortschritts Ihrer Praxis auf bis zu fünf Atmungen ausdehnen.

● Gehen Sie zurück in die Ruhestellung, und legen Sie Ihre Beine wieder parallel zueinander.

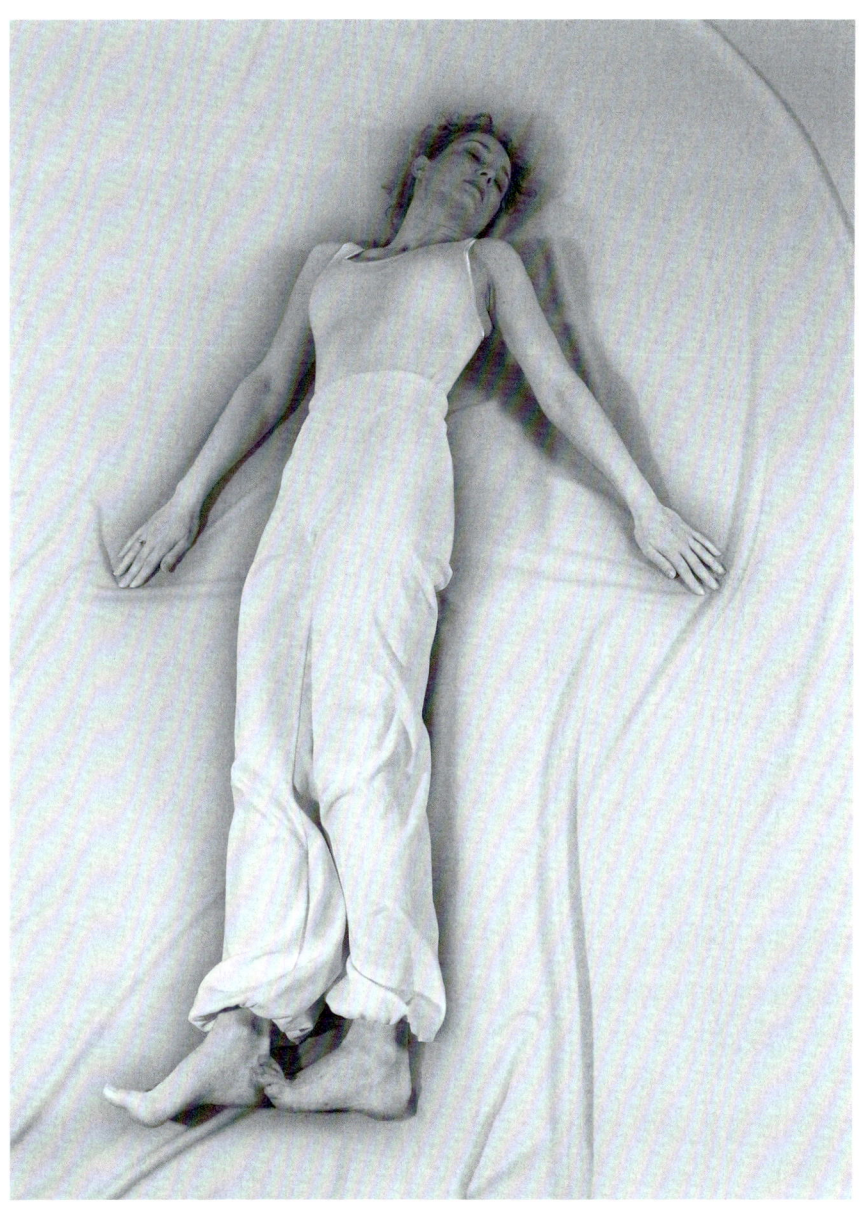

Zweite Stellung

● **Dritte Stellung:** Schieben Sie die linke Ferse (auf Höhe der Achillessehne) zwischen den großen und zweiten Zeh Ihres rechten Fußes. Beide Beine sind gestreckt, der linke Fuß ist nach vorne gestreckt. Drehen Sie, ohne zu forcieren, den Kopf so weit wie möglich nach rechts und die Füße gleichzeitig so weit wie möglich nach links.

● Verharren Sie für mindestens eine Atmung in dieser Stellung. Sie können diese Zeit im Verlauf des Fortschritts Ihrer Praxis auf bis zu fünf Atmungen ausdehnen.

● Bringen Sie, unter Beibehaltung der Fußstellung, Ihren Kopf und Körper langsam wieder in die Ruhestellung.

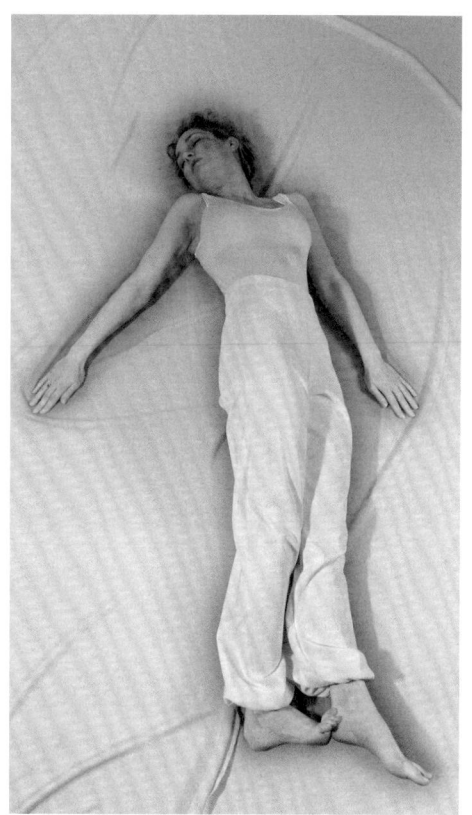

Dritte Stellung

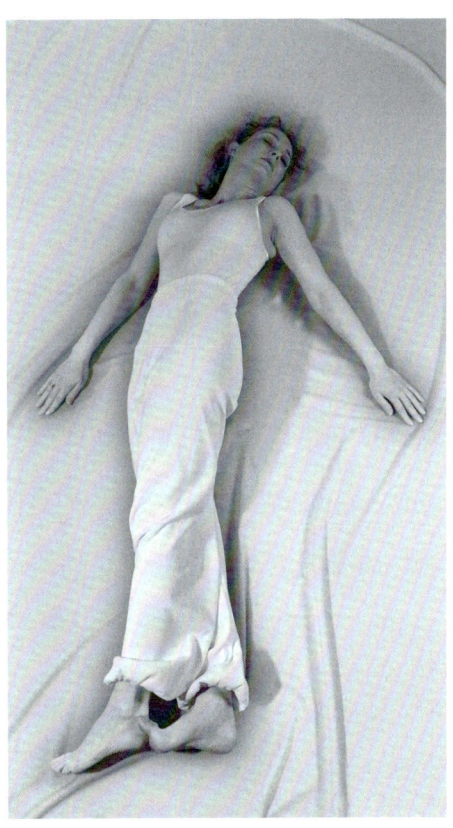

Vierte Stellung

● **Vierte Stellung:** Drehen Sie den Kopf langsam und ohne zu forcieren so weit wie möglich nach links und Ihre Füße gleichzeitig langsam so weit wie möglich nach rechts.

● Verharren Sie für mindestens eine Atmung in dieser Stellung. Sie können diese Zeit im Verlauf des Fortschritts Ihrer Praxis auf bis zu fünf Atmungen ausdehnen.

● Gehen Sie zurück in die Ruhestellung und legen Sie Ihre Beine wieder parallel zueinander.

Das spezielle Therapeutische Rücken-Arkana Nr. 3

Arkana Nr. 3 mit zwei aufeinander folgenden Stellungen

● **Ruhestellung:** Legen Sie sich flach und mit ausgestreckten Beinen auf den Rücken. Ihre Arme bilden einen Winkel von 30° zu Ihrem Körper, Ihre Handflächen ruhen auf dem Boden. Ihre Beine sind parallel zueinander ausgestreckt. Das Kinn ist für eine Streckung des Nackens leicht gesenkt. Spüren Sie zuerst Ihren Kopf, dann Ihre Schultern, Ihre Arme, Ihre Hände, Ihren Brustkorb, Ihr Becken, Ihre Oberschenkel, Ihre Waden und den Kontakt Ihrer Fersen mit dem Boden. Schließen Sie die Augen und entspannen Sie Ihre Gesichtsmuskeln, insbesondere von Stirn und Kiefer. Atmen Sie ruhig. Ein … aus …, ein … aus …

● **Erste Stellung:** Winkeln Sie das rechte Bein quer zum Boden langsam an, bis die Fußsohle auf Kniehöhe das linke Bein berührt. Drehen Sie den Kopf langsam nach rechts, und legen Sie gleichzeitig langsam das rechte über das linke Bein. Die Fußsohle bleibt während der gesamten Übung in Kontakt mit dem Knie. Das linke Bein ruht ausgestreckt auf dem Boden. Führen Sie die Bewegung fort, bis Ihr rechtes Knie, wenn es Ihnen ohne zu forcieren gelingt, auf der anderen Seite des linken Beines den Boden berührt, oder versuchen Sie, das rechte Knie, ohne zu forcieren, so weit wie möglich in Bodennähe zu bewegen.

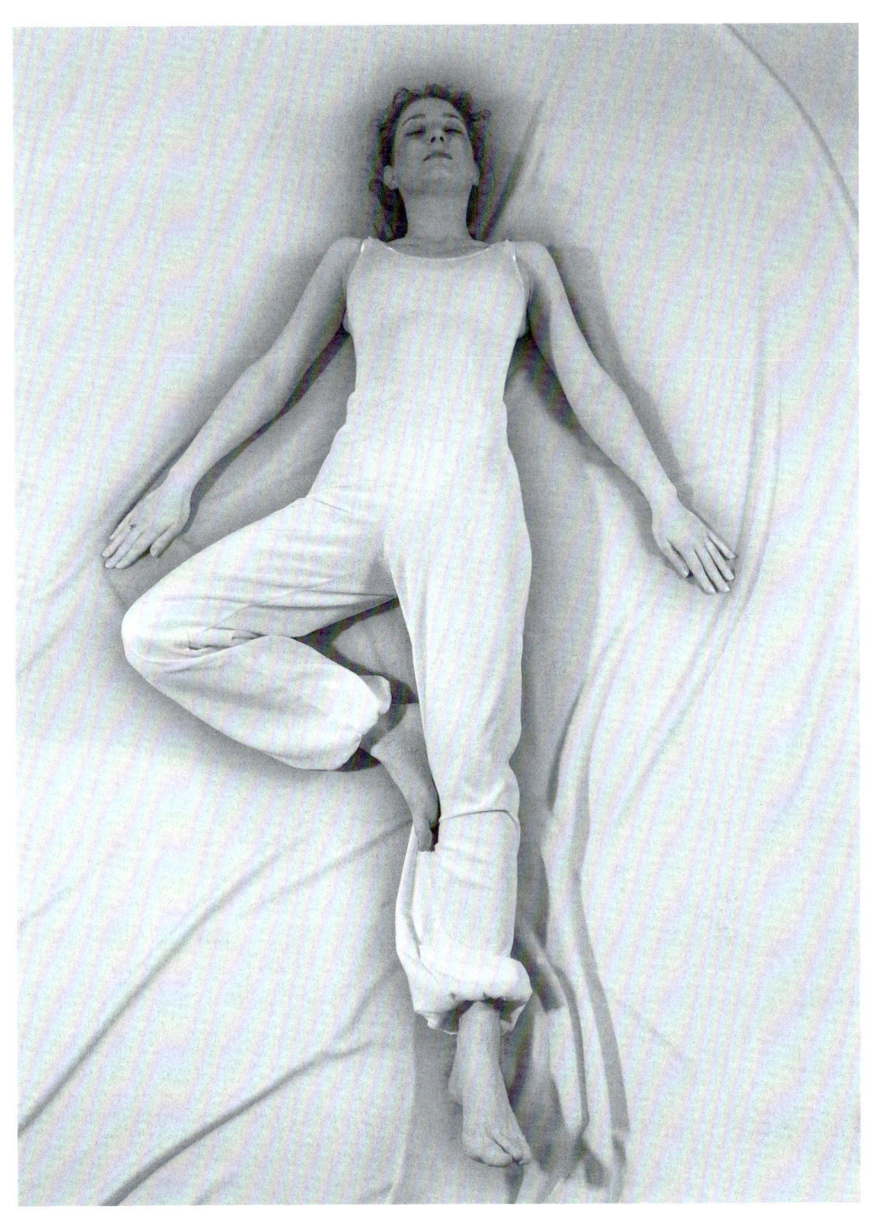

Erste Stellung (Anfang)

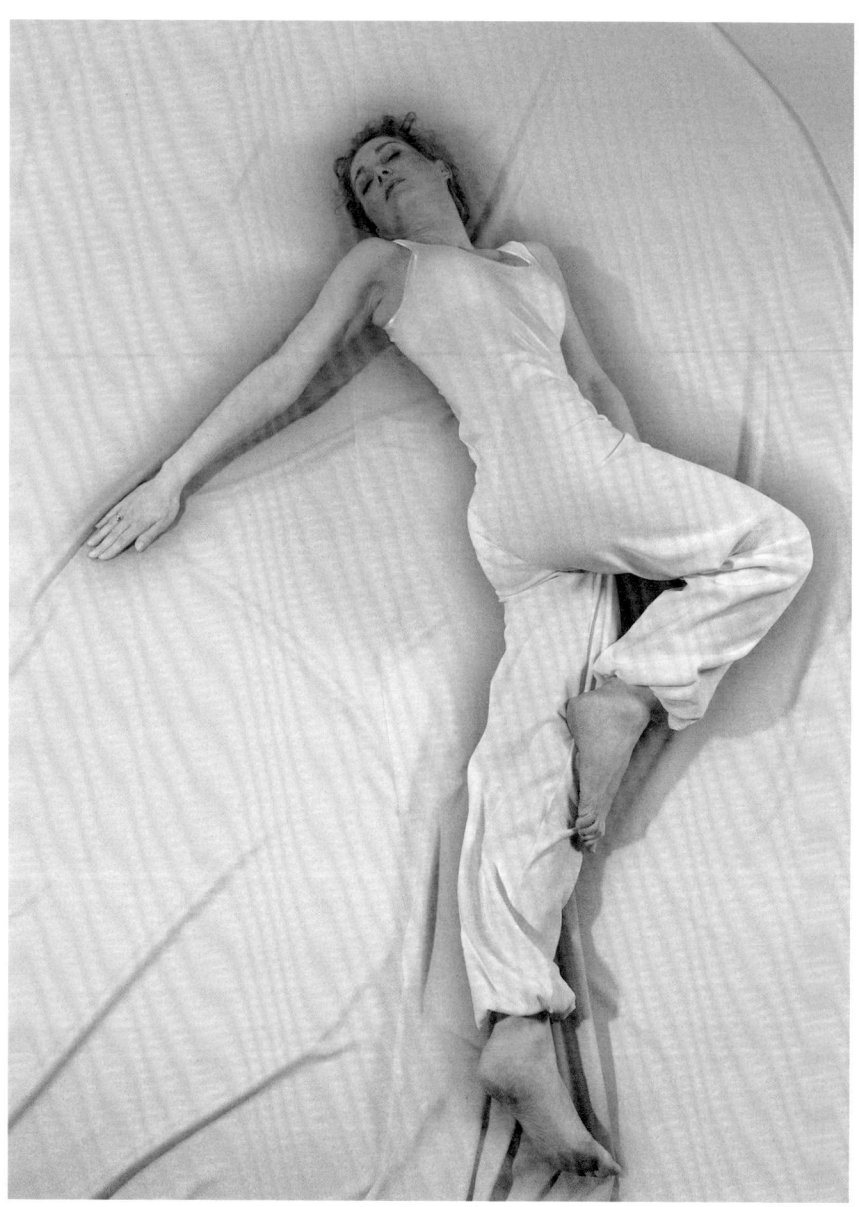

Erste Stellung (Fortsetzung)

- Verharren Sie für mindestens eine Atmung in dieser Stellung. Gehen Sie dann langsam zurück in die Ruheposition. Wiederholen Sie zwei- bis fünfmal diese Übung.

- Gehen Sie zurück in die Ruhestellung, und strecken Sie Ihre Beine wieder aus.

Erinnerungspunkte

- Achten Sie auf eine ruhige Atmung. Ein blockierter Atem ist ein Anzeichen dafür, dass sie nicht ausreichend konzentriert oder entspannt sind oder zu sehr forcieren, obwohl ein Grundsatz für diese Übungen ist, niemals etwas zu erzwingen und alle Bewegungen sanft auszuführen.

- In gleicher Weise ist Schmerz ein Anzeichen dafür, dass Sie Ihre Grenzen überschritten haben. Besinnen Sie sich auf die Vorteile der natürlichen Weisheit des Körpers.

- Der Kopf dreht sich immer in Gegenrichtung zu den Füßen.

Zweite Stellung: Winkeln Sie quer zum Boden langsam das linke Bein an, bis die Fußsohle auf Kniehöhe das rechte Bein berührt. Drehen Sie den Kopf langsam nach links, und legen Sie gleichzeitig langsam das linke über das rechte Bein. Die Fußsohle bleibt während der gesamten Übung in Kontakt mit dem Knie. Das rechte Bein ruht ausgestreckt auf dem Boden. Führen Sie die Bewegung fort, bis Ihr linkes Knie, wenn es Ihnen, ohne zu forcieren, gelingt, auf der anderen Seite des rechten Beines den Boden berührt, oder versuchen Sie, das linke Knie, ohne zu forcieren, so weit wie möglich in Bodennähe zu bewegen.

Verharren Sie für mindestens eine Atmung in dieser Stellung. Gehen Sie dann langsam zurück in die Ruheposition. Wiederholen Sie zwei- bis fünfmal diese Übung.

Gehen Sie zurück in die Ruhestellung, und strecken Sie Ihre Beine wieder aus.

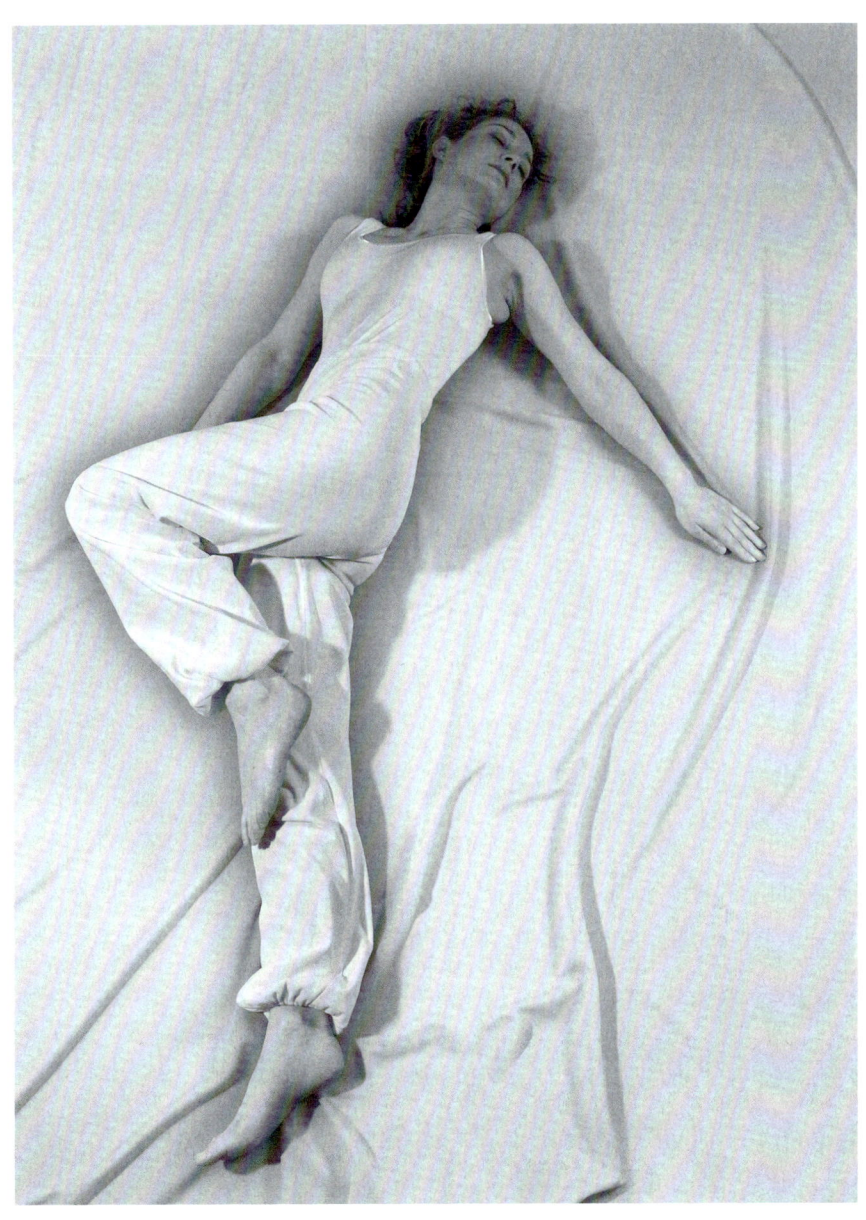

Zweite Stellung

225

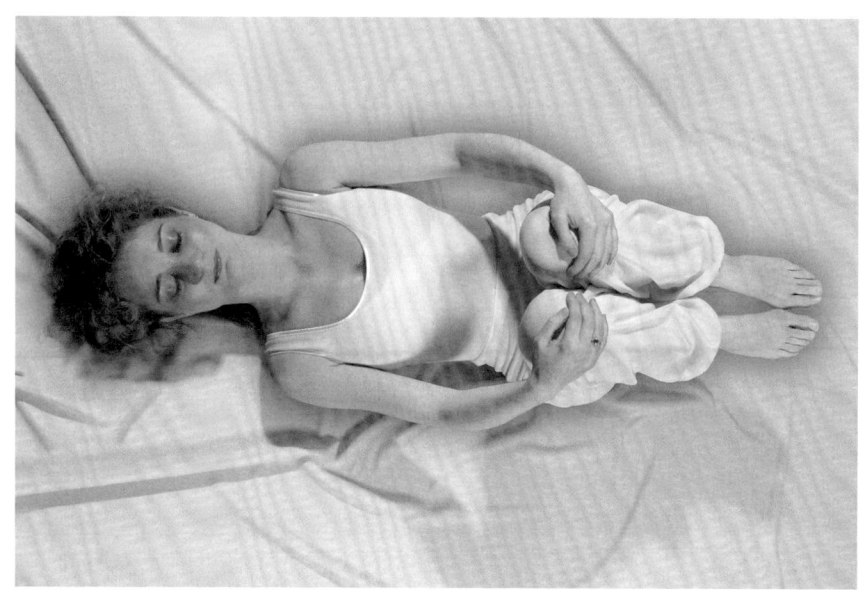

Das spezielle Therapeutische Rücken-Arkana Nr. 4 (Erste Stellung)

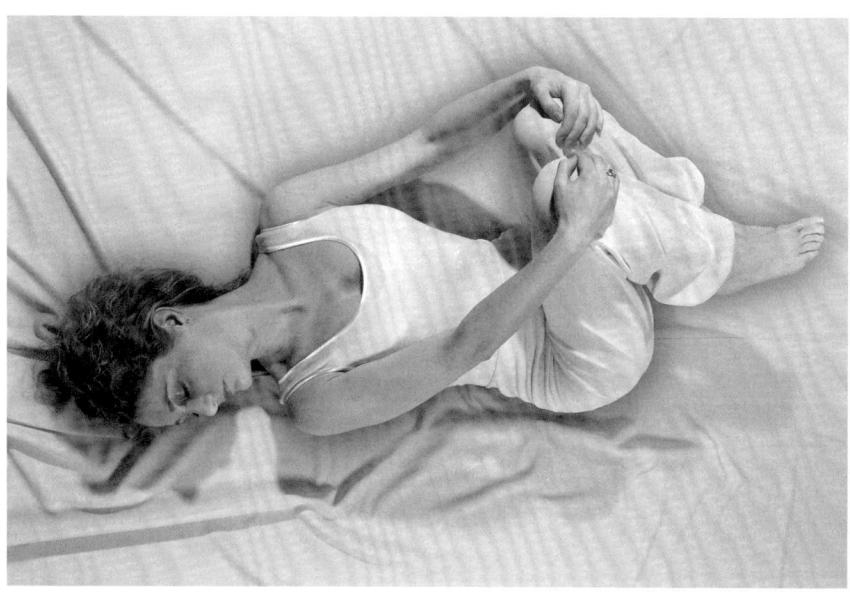

Das spezielle Therapeutische Rücken-Arkana Nr. 4

Zwei aufeinander folgenden Stellungen

Die gesamte Übung mit ihren beiden sich abwechselnden Stellungen wird fünfmal in Folge ausgeführt.

Ruhestellung: Legen Sie sich flach und mit ausgestreckten Beinen auf den Rücken. Ihre Arme bilden einen Winkel von 30° zu Ihrem Körper, Ihre Handflächen ruhen auf dem Boden. Ihre Beine sind parallel zueinander ausgestreckt. Das Kinn ist für eine Streckung des Nackens leicht gesenkt. Spüren Sie zuerst Ihren Kopf, dann Ihre Schultern, Ihre Arme, Ihre Hände, Ihren Brustkorb, Ihr Becken, Ihre Oberschenkel, Ihre Waden und den Kontakt Ihrer Fersen mit dem Boden. Schließen Sie die Augen und entspannen Sie Ihre Gesichtsmuskeln, insbesondere von Stirn und Kiefer. Atmen Sie ruhig. Ein … aus …, ein … aus …

Erste Stellung: Winkeln Sie die Beine bis zum Brustkorb an. Bringen Sie dabei die Oberschenkel so nahe wie möglich an den Bauch. Halten Sie mit den Händen die Knie in Position. Schwenken Sie langsam die beiden von den Händen gehaltenen Beine so weit wie möglich bis in Bodennähe nach links, und drehen Sie gleichzeitig den Kopf nach rechts.

Verharren Sie für mindestens eine Atmung in dieser Stellung. Gehen Sie dann langsam zurück in die Ruheposition, bevor Sie die zweite Stellung ausführen.,

● **Zweite Stellung:** Schwenken Sie langsam die beiden von den Händen gehaltenen Beine so weit wie möglich bis in Bodennähe nach rechts, und drehen Sie gleichzeitig den Kopf nach links.

● Bleiben Sie für mindestens eine Atmung in dieser Stellung. Gehen Sie dann langsam zurück in die Ruheposition.

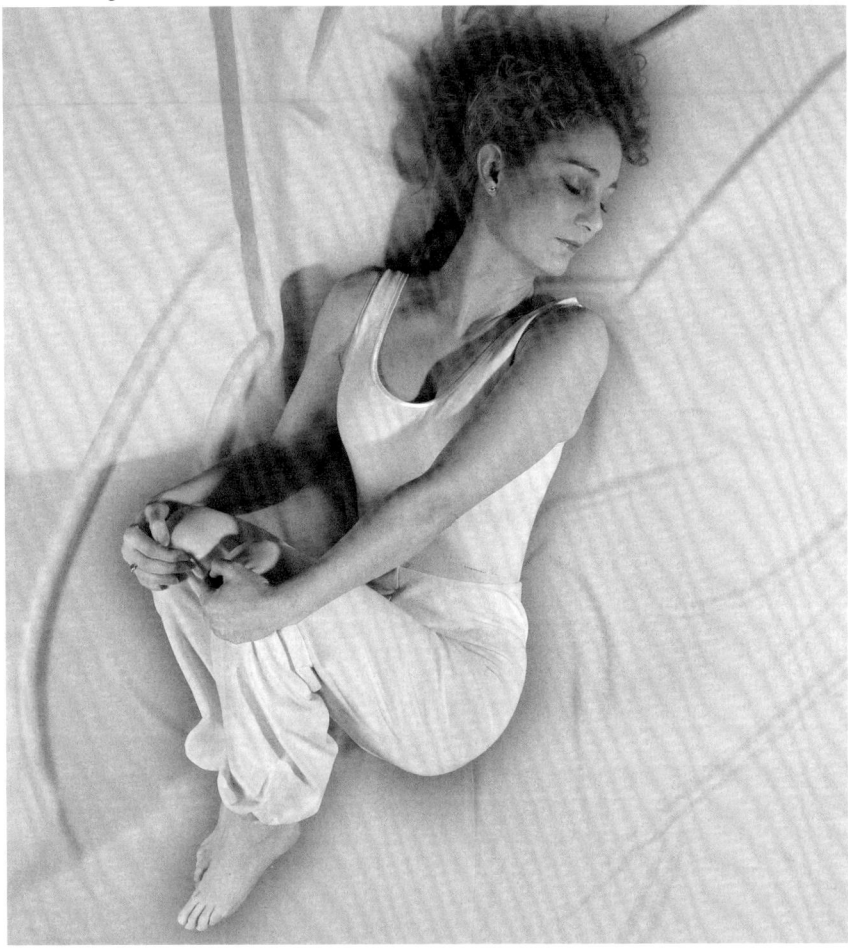

Zweite Stellung

Das spezielle Therapeutische Rücken-Arkana Nr. 5

Eine Stellung

● **Ruhestellung:** Legen Sie sich ausgestreckt mit dem Rücken auf den Boden. Die Arme liegen an Ihrem Körper an, die Handflächen ruhen auf dem Boden. Ihre Beine sind parallel zueinander ausgestreckt. Das Kinn ist für eine Streckung des Nackens leicht gesenkt. Atmen Sie ruhig.

● **Stellung:** Schieben Sie beide Hände mit den Handflächen in Bodenrichtung so unter Ihr Becken, dass sich die Daumen am Sakrum berühren. Drücken Sie gleichzeitig mit einer Atmungspause (mit Anhalten des Atems nach dem Einatmen für fünf Sekunden) den gesamten Abschnitt der Lendenwirbel auf den Boden, als wollten Sie diesen Teil der Wirbelsäule ausstrecken. Atmen Sie dann aus.

● Wiederholen Sie diese Übung mindestens fünfmal in Folge.

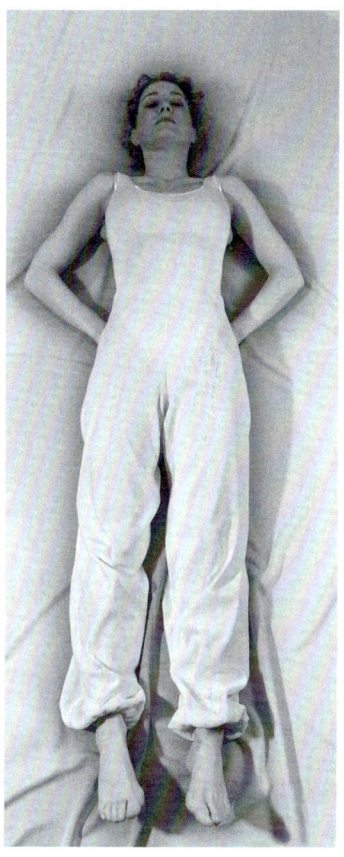

Abschließen der speziellen Rücken-Arkanas

● Es wird empfohlen, nach dem Abschluss der Praxis der speziellen Therapeutischen Rücken-Arkanas für eine mit der Dauer der Übung identischen Zeit ausgestreckt auf dem Rücken liegen zu bleiben. Dadurch wird ein Selbstregulationsprozess oder eine wirksamere Heilung ermöglicht.

Empfehlung

● Trinken Sie nach der Praxis der Therapeutischen Arkanas ausreichend und so häufig wie möglich reines, stilles Wasser.

6

PRAXIS DER THERAPEUTISCHEN GELENKÜBUNGEN

ÜBUNGEN DER SELBSTAUSRICHTUNG

THERAPEUTISCHE ARKANAS

DAS KIEFERGELENK

Sein Einfluss auf zahlreiche Pathologien

Entspannungsübungen für das Kiefergelenk

Selbstausrichtung des Kiefergelenks

Das Therapeutische Arkana des Kiefergelenks

Das Kiefergelenk

Sein Einfluss auf zahlreiche Pathologien

● Das Kiefergelenk hat auf zahlreiche Pathologien einen weitaus größeren Einfluss, als man allgemein annimmt. Es handelt sich um ein Gelenk mit einem komplexen Bewegungsablauf. Die häufigsten sich manifestierenden Schmerzen betreffen den Kopf, die Gesichtsnerven und den Nacken auf Höhe der Brust- und Lendenwirbel. Ein Problem mit dem Kiefergelenk wirkt sich auch auf die Stabilität des Beckens und Sakrums aus.

● Aus Sicht der Medizin der Derwische können Mikroluxationen des Kiefergelenks andere Mikroluxationen der Wirbelsäule verursachen. Umgekehrt können alle Mikroluxationen zur Ursache für eine Mikroluxation des Kiefergelenks werden.

● Der Einfluss von Mikroluxationen auf den Gesundheitszustand ist in jeder Hinsicht relativ, individuell und steht in Verbindung mit der allgemeinen Verfassung einer Person. Beispiel: Da der gesamte Körper fähig zur Kompensierung dieser Mikroluxation ist, wird der Eindruck vermittelt, diese verursache keine Störungen. Wenn der Körper aber im Laufe der Zeit immer schwächer wird, besteht die Möglichkeit, dass sich diese Symptome noch stärker manifestieren. Das bedeutet, die Symptomatik der Mikroluxation des Kiefergelenks entwickelt sich unbemerkt und sehr langsam, aber selten nur auf drastische Weise. Hierin liegt die Neigung begründet, diese Störungsursache zu ignorieren. Deshalb sollte uns die Liste der nachstehenden Symptome wachsam machen und zumindest dazu veranlassen, die korrekte Stellung des Kiefergelenks zu überprüfen.

Einige Ursachen einer Mikroluxation des Kiefergelenks

● Fehlstellung der beiden Seiten des Kiefergelenks zueinander.

● Fehlstellung beispielsweise aufgrund von fehlenden Zähnen oder einer falschen Kopfhaltung.

● Falsche Kopfposition auf dem Kissen während des Schlafens.

● Störungen der Statik der Wirbelsäule oder des Beckens.

● Infektionen im Hals-, Nasen-, Ohrenbereich eines Kindes.

● Bestimmte psychische Stressformen.

● Verdrängte negative, widerstreitende Emotionen wie Angst, Gereiztheit oder Zorn.

Einige Folgen einer Mikroluxation des Kiefergelenks

● Neben den oben genannten Symptomen können auch einige Erkrankungen die Folge einer Mikroluxation des Kiefergelenks sein: Migräne, Gesichts- oder Trigeminusneuralgie, Torticollis, Ohrgeräusche und sogar ein schleichender Gehörverlust, Schnarchen bis hin zur Schlafapnoe und mit ihr eventuell einhergehenden Angstzuständen, rheumatische Beschwerden mit beidseitigen Schmerzen in den Schultern, den Armen, den Ellbogen, der gesamten Wirbelsäule, im Becken, im Sakrum, in den Hüften und Knien, Parodontose, Entzündung der Rachenschleimhaut, Verdauungsstörungen und kardiovaskuläre Beschwerden. Störungen auf psychischer Ebene: Gedächtnis- und Konzentrationsstörungen, Stressbeschwerden, Schlafstörungen bis hin zur Schlaflosigkeit.

● Das Schema der *Silsillas* (siehe nachstehende Fotos und Seite 242) vermittelt ein noch größeres Verständnis dafür, dass die oben genannten Störungen und Beschwerden durch Mikroluxationen des Kiefergelenks ausgelöst werden können. Zahlreiche dieser Energiekanäle verlaufen durch das Kiefergelenk und anschließend durch den gesamten Körper bis in die Füße. Damit kann sich eine Störung an jeder Stelle des Verlaufs der *Silsillas* manifestieren. Dieser Aspekt ist auch in der Akupunktur bekannt.

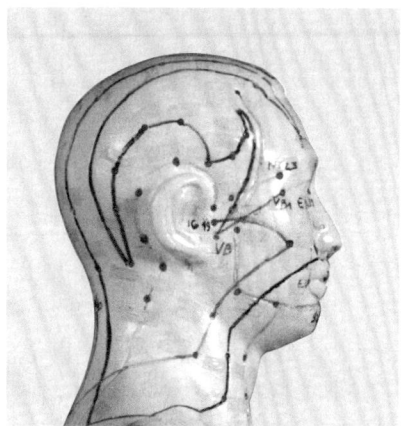 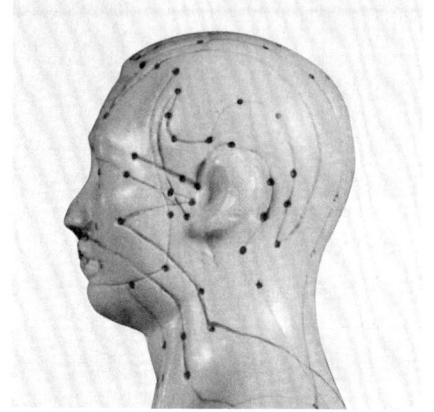

● Bestimmte Beschwerden legen ebenfalls den Gedanken einer Mikroluxation des Kiefergelenks nahe, obwohl diese nicht unbedingt direkt mit dieser Mikroluxation verbunden sein müssen, sondern auch andere Ursachen haben können. Dennoch ist es immer interessant, die Stellung des Kiefers zu überprüfen, wenn sich die folgenden Symptome manifestieren: beidseitige Schmerzen im Kopfbereich (Ohren, Zähne, Kiefer), Krämpfe in den Wangenmuskeln, Gesichts-, Nacken- oder Halsschmerzen, Schmerzen im Schlüsselbein, an den Lendenwirbeln oder in der Hüfte. Diese Schmerzen sind vor allem dann ein Hinweis, wenn sie beidseitig sind.

Kiefergeräusche während des Kauens und nächtliches Knirschen mit den Zähnen sind ebenfalls Hinweise auf eine Fehlstellung des Kiefergelenks. Einige weitere, allgemeinere Symptome: eine Vorwärtsneigung des Kopfes, Schwindelgefühle, das Gefühl eines Knotens im Hals, Ohrgeräusche.

Diese Aufzählung ist selbstverständlich nicht vollständig, aber sie enthält die häufigsten Symptome, die auf eine Mikroluxation des Kiefergelenks schließen lassen.

Die Wichtigkeit der Entspannung des Kiefergelenks

Mit dem Kennenlernen aller Störungen und Beschwerden, deren Ursache eine Mikroluxation des Kiefers sein kann, versteht man auch die Wichtigkeit, die bestimmte traditionelle Strömungen, insbesondere die der Derwische und Daoisten, der Korrektur der Stellung dieses Gelenks beimessen. Die Letztgenannten vertreten die Auffassung, eine so häufig wie mögliche Bewusstmachung der Spannungen von Kiefer, Wangenmuskeln und Lippen genüge für eine Entspannung des Kiefers und das Ablegen aller Stresssymptome für ein ruhiges, entspanntes Leben.

Nach Auffassung von bestimmten daoistischen Weisen genügt allein diese Übung, Frieden und Lebensfreude zu finden.

Entspannungsübungen für das Kiefergelenk

● Eine weitere Übung der Derwische richtet sich auf die Entspannung des Kiefergelenks. Es handelt sich um eine Übung, die auf den ersten Blick banal erscheint: Statt den Kiefer angesichts eines Ärgers oder Widerspruchs anzuspannen, können wir im Gegenteil freiwillig und bewusst die Wangenmuskeln lockern, indem wir die Schulter- und Armmuskeln entspannen und somit eine anschließende Entspannung des gesamten Körpers bewirken.

Jedes Mal, wenn wir mit einer Schwierigkeit konfrontiert sind, ist die einfachste Methode, zuerst das Kiefergelenk zu entspannen. Diese Übung können wir außerdem auch zu jeder Tageszeit immer dann trainieren, wenn wir an sie denken.

Die Übungsschritte

● Gehen Sie mit drei langsamen, tiefen Bauchatmungen für zehn bis zwanzig Sekunden in sich hinein.

● Entspannen Sie den Kiefer.

● Entspannen Sie Nacken, Schultern und Arme.

Es kann sich ein leichtes, häufig unbemerktes Lächeln einstellen, das darauf hinweist, dass sich der euphonische Entspannungsreflex oder die neurokardiale Kohärenz eingestellt haben.

Selbstausrichtung des Kiefergelenks

● Öffnen Sie weit Ihren Mund. Betasten Sie nahe den Ohren mit Daumen oder Fingern gut das Kiefergelenk. Drücken Sie dann sanft mit den Handflächen auf die Gelenkwinkel. Gleiten Sie mit den Handflächen unter Aufrechterhaltung des Drucks und einem gleichzeitigen Schließen des Mundes in Richtung der Ohren, bis Ihr Mund vollständig geschlossen ist.

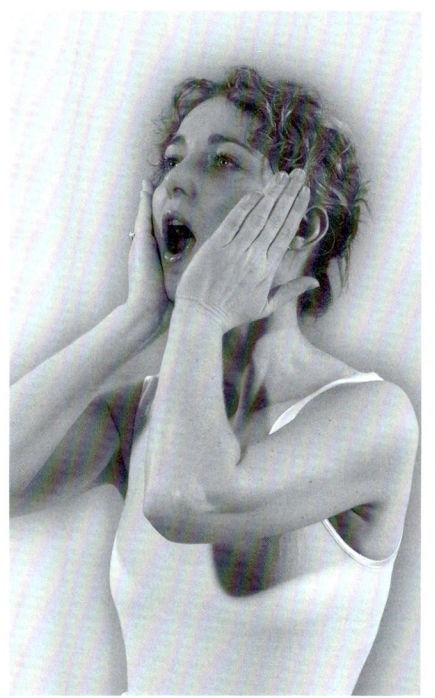 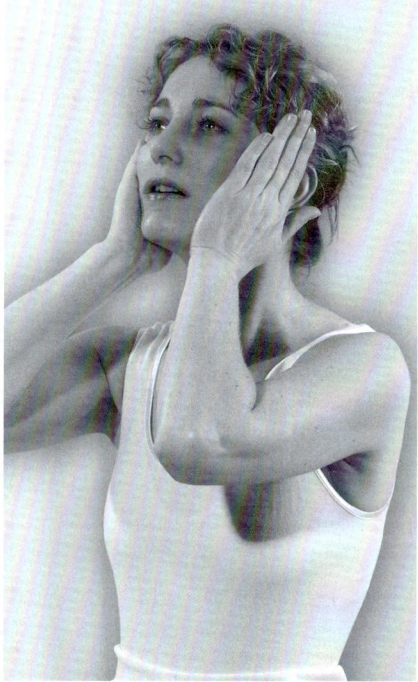

Das Therapeutische Arkana des Kiefergelenks

Aufwärmkontrolle

⬤ **Ausgangsposition:** Setzen Sie sich aufrecht mit gerader Wirbelsäule auf einen Hocker. Der Mund ist geschlossen, der Kiefer entspannt.

⬤ **Erste Stellung:** Öffnen Sie, unter größter Achtsamkeit auf das geringste Gefühl einer Blockade, Einschränkung oder eines Schmerzes, ohne zu forcieren, so weit wie möglich den Mund.

⬤ **Zweite Stellung:** Schließen Sie langsam den Mund, bis sich beide Zahnreihen leicht berühren.

⬤ **Bewertung:** Beobachten Sie, bei welcher der beiden Stellungen Sie die größere Blockade oder den größeren Schmerz verspüren.

Das Arkana

⬤ Das Arkana wird in der Stellung ausgeführt, die am wenigsten hinderlich oder schmerzhaft ist, das heißt in der Stellung „Geöffneter Mund" oder „Geschlossener Mund mit sich berührenden Zahnreihen".

⬤ Praktizieren Sie, unter Beibehaltung dieser Stellung, fünfmal in Folge die spezielle Bauchatmung: „Nase-einat-men", Pause mit einem Anhalten des Atems für fünf Sekunden, „Mund-ausat-men" und Atmungspause für fünf Sekunden.

⬤ Der Körper befindet sich während der gesamten Dauer des Arkanas in einem Zustand größtmöglicher Entspannung.

- Mit dem sechsten Atemzug geht man zurück in die Ausgangsposition.

Abschließende Vergleichskontrolle

- Praktizieren Sie, ausgehend von der Ausgangsposition, langsam die erste Stellung. Gehen Sie zurück in die Ausgangsposition, pausieren Sie für zwei Sekunden, und führen Sie dann die zweite Stellung aus. Atmen Sie während dieser beiden Phasen ganz natürlich.

- Bewertung: Hat sich die Blockade oder Einschränkung der Flexibilität verbessert? Hat der Schmerz nachgelassen oder ist er verschwunden? Bewerten Sie in Prozentpunkten.

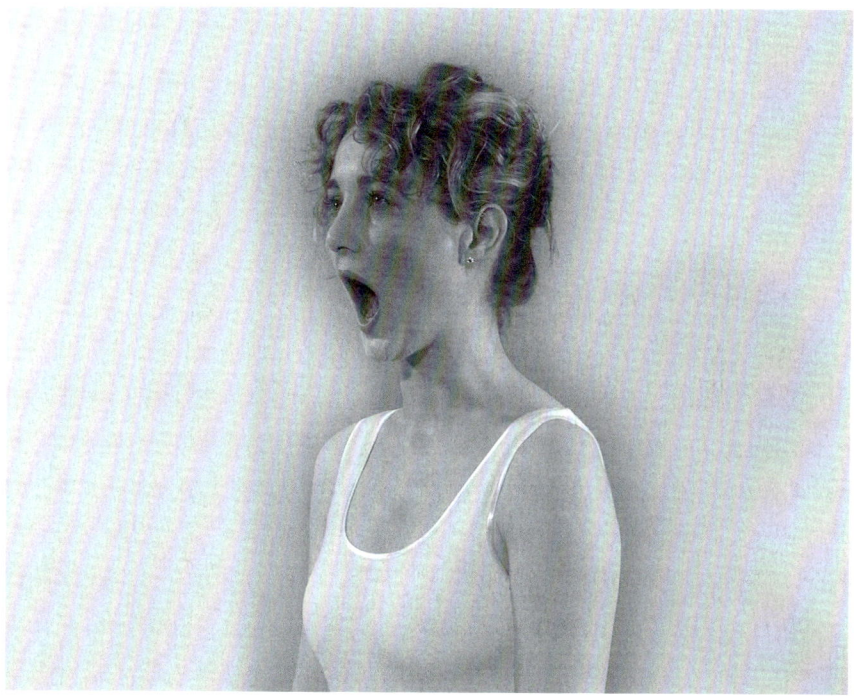

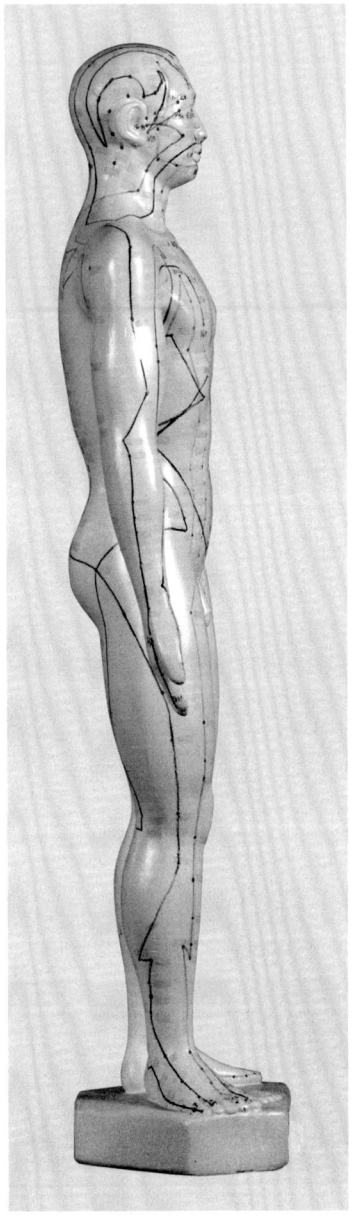

Zahlreiche dieser Silsillas *(Energiekanäle) verlaufen durch das Kiefergelenk und anschließend durch den gesamten Körper bis in die Füße. Man versteht also besser, dass viele (auf der Seite 234 ff.) beschriebenen Störungen und Beschwerden durch Mikroluxationen des Kiefergelenks mit der Konsequenz ausgelöst werden können, dass sie sich an jeder Stelle des Verlaufs der* Silsillas *manifestieren. Dieser Aspekt ist auch in der Akupunktur bekannt.*

242

DAS SCHULTERGELENK

Schultergelenk und psychische Haltung

Selbstausrichtung des Schultergelenks

Das Therapeutische Arkana des Schultergelenks

Schultergelenk und psychische Haltung

● Sind unsere Schultern breit genug, oder leben wir mit dem Gefühl, dass wir zu viel Verantwortung, zu viel Arbeit, zu viel Druck tragen müssen? Vielleicht gelingt es uns außerdem nicht, dies auszudrücken, so dass es uns bewusst oder unbewusst von innen auffrisst. Eine solche Situation führt unausweichlich zu einer Verspannung in den Schultern.

Selbstausrichtung und Streckung der Schulter (1)

● Ballen Sie beide Hände zur Faust. Strecken Sie den Arm auf der empfindlichen Seite nach aufwärts und den anderen Arm gleichzeitig so weit wie möglich abwärts. Atmen Sie während dieser Armstellung ein, und halten Sie die Position, solange sie wollen. Senken Sie den Arm erst mit der Ausatmung. Verharren Sie einen Augenblick entspannt in dieser Haltung. Versuchen Sie, alle Gefühle Ihres Körpers zu spüren. Sie können diese Übung, solange diese angenehm für Sie ist, mehrere Male in Folge wiederholen. Diese Ausrichtung/Streckung der Schulter kann im Laufe eines Tages öfter wiederholt werden.

Selbstausrichtung und Streckung der Schulter (2)

● Heben Sie den Oberarm an, und beugen Sie den Unterarm ab dem Ellbogen im rechten Winkel aufwärts. Drücken Sie mit der anderen Hand den Ellbogen in Richtung Ihrer Schulter, und senken Sie gleichzeitig den Arm.

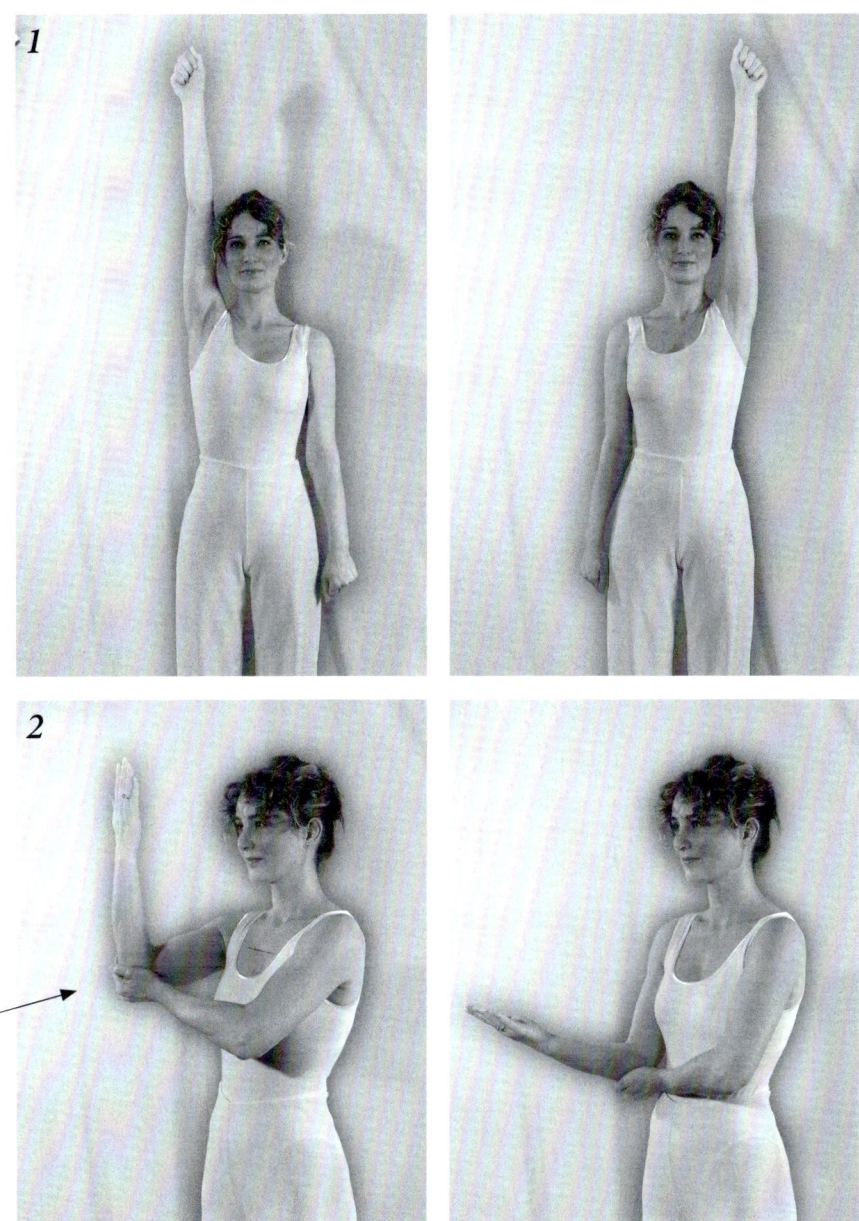

Das Therapeutische Arkana der Schulter

Aufwärmkontrolle

Diese Übung wird aufrecht stehend mit der schmerzenden Schulter ausgeführt.

● **Ausgangsposition:** Stehen Sie aufrecht, mit den Beinen in Beckenbreite auseinander und den Füßen parallel. Der Rücken ist gerade und entspannt, die Arme liegen am Körper an. Der gesamte Körper befindet sich in einem Zustand der größtmöglichen Entspannung.

● **Erste Stellung:** Heben Sie den Arm, unter größter Achtsamkeit auf das geringste Gefühl einer Blockade, Einschränkung oder eines Schmerzes, langsam und ohne zu forcieren so weit wie möglich in die Vertikale. Senken Sie ihn anschließend, bis er wieder am Körper anliegt. Pausieren Sie für zwei Sekunden.

● **Zweite Stellung:** Bewegen Sie den Arm, unter größter Achtsamkeit auf das geringste Gefühl einer Blockade, Einschränkung oder eines Schmerzes, nach hinten und dann wieder zurück, bis er wieder am Körper anliegt.

● **Bewertung:** Beobachten Sie, bei welcher der beiden Stellungen Sie die größere Blockade oder den größeren Schmerz verspüren.

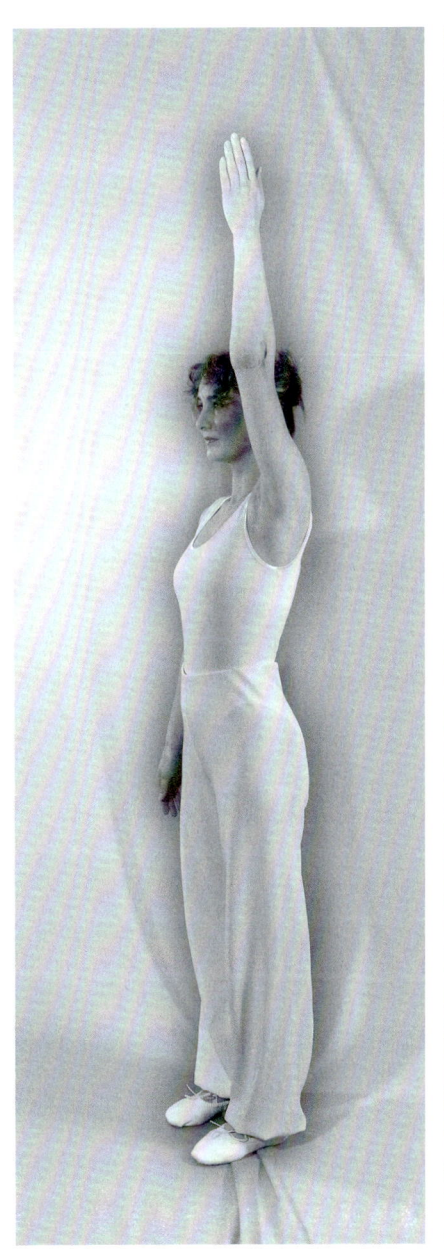
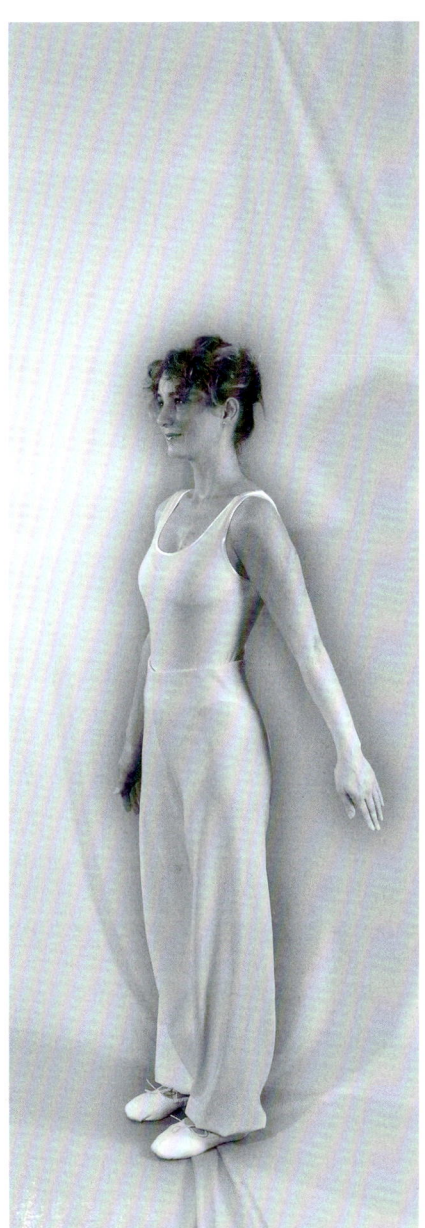

Das Arkana

⬤ Das Arkana wird in der Stellung ausgeführt, die bei der Aufwärmkontrolle am wenigsten blockiert, schmerzhaft oder unbequem war.

⬤ Die komfortabelste oder schmerzfreieste Stellung wird langsam gleichzeitig mit einer Ausatmung eingenommen. Anschließend praktiziert man, unter Beibehaltung dieser Stellung, fünfmal in Folge die spezifische Bauchatmung: „Nase-einat-men", Pause mit einem Anhalten des Atems für fünf Sekunden, „Mund-ausat-men" und Atmungspause für fünf Sekunden.

⬤ Der Körper befindet sich während der gesamten Dauer des Arkanas in einem Zustand größtmöglicher Entspannung.

⬤ Mit dem sechsten Atemzug geht man zurück in die Ausgangsposition.

Abschließende Vergleichskontrolle

⬤ Die abschließende Vergleichskontrolle ermöglicht die Überprüfung des Grades oder des Prozentsatzes der Verbesserung nach Abschluss der Übung. Man beobachtet, ob die anfängliche Blockade oder der anfängliche Schmerz gelindert wurde oder vollständig verschwunden ist.

⬤ Praktizieren Sie, ausgehend von der Ausgangsposition, langsam die erste Stellung (siehe die vorausgehenden Seiten). Gehen Sie zurück in die Ausgangsposition, pausieren Sie für zwei Sekunden, und führen Sie dann die zweite Stellung aus. Atmen Sie während dieser beiden Phasen ganz natürlich.

⬤ Bewertung: Hat sich die Blockade oder Einschränkung der Flexibilität verbessert? Hat der Schmerz nachgelassen oder ist er verschwunden? Bewerten Sie in Prozentpunkten.

DER BRUSTKORB

Brustkorb und psychische Haltung

Selbstausrichtung des Brustkorbs

Das Therapeutische Arkana des Brustkorbs

Brustkorb und psychische Haltung

● Der Brustkorb ist vor allem der Ort des Schutzbedürfnisses, aber auch des sich Geltendmachens, des Selbstbildnisses und der Eitelkeit. Es ist darüber hinaus der Ort der unterdrückten Liebe oder Schwermut, der Traurigkeit und der Freude.

Selbstausrichtung des Brustkorbs

● Lehnen Sie mit einer Kraft, die Ihnen angenehm ist, das am weitesten hervorragende Schulterblatt oder das Schulterblatt auf der Seite, die Sie als blockiert empfinden, gegen die ebene Fläche eines Balkens oder Türrahmens. Schwingen Sie beide Arme abwechselnd nach hinten.

● Praktizieren Sie diese Übung mehrmals am Tag für einige Minuten. Der Erfolg hängt auch hier davon, wie regelmäßig Sie diese Übung ausführen.

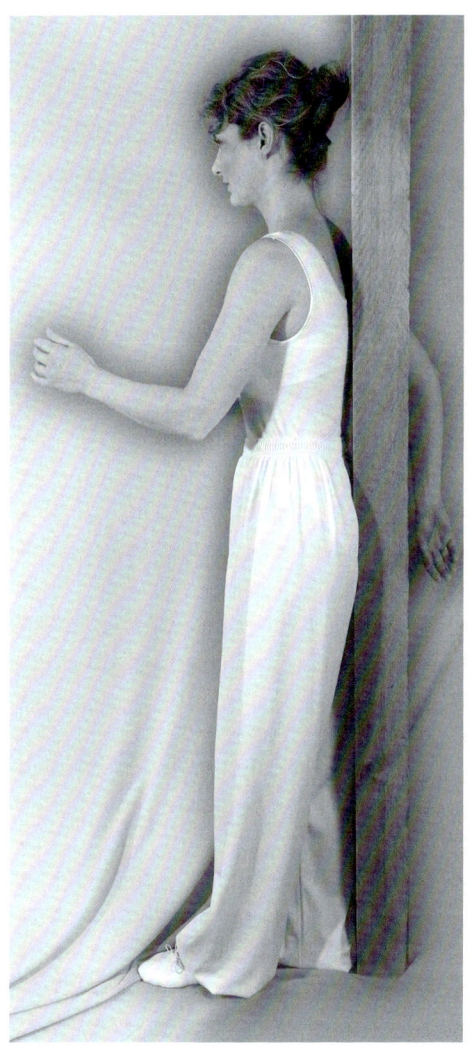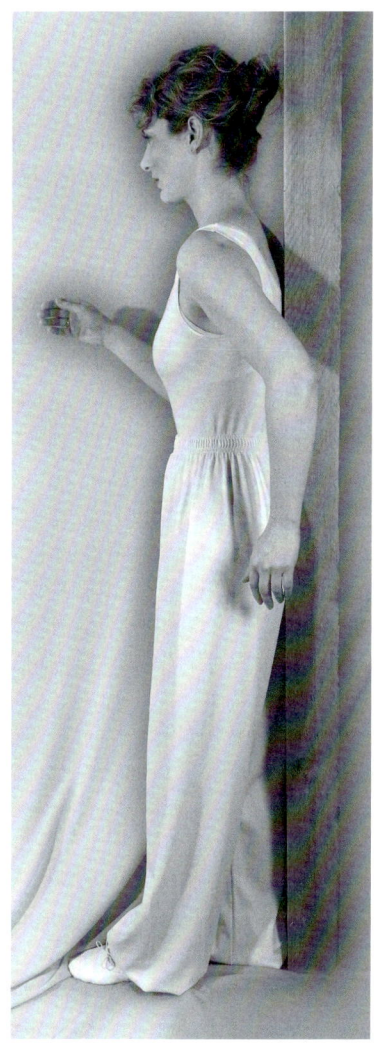

Anlehnen an die Fläche eines Balkens oder Türrahmens

Das Therapeutische Arkana des Brustkorbs

Frontalebene, liegende Position

Aufwärmkontrolle

⬤ **Ausgangsposition:** Legen Sie sich ausgestreckt mit dem Rücken auf den Boden. Halten Sie das Kinn für eine Streckung des Nackens leicht gesenkt. Die Arme liegen entspannt an den Seiten Ihres Körpers. Der gesamte Körper befindet sich in einem Zustand der größtmöglichen Entspannung.

⬤ **Erste Stellung:** Heben Sie beide Arme in die Vertikale, bis die Fingerspitzen zur Decke weisen. Bewegen Sie einen Arm ausgestreckt nach hinten, bis der Oberarm neben dem Kopf liegt, und den anderen gleichzeitig nach vorne bis an Ihre Körperseite. Gehen Sie für zwei Sekunden langsam zurück in die Ausgangsposition.

⬤ **Zweite Stellung:** Heben Sie beide Arme in die Vertikale, bis die Fingerspitzen zur Decke weisen. Führen Sie die Stellung nun unter Umkehrung der Seiten aus. Gehen Sie zurück in die Ausgangsposition.

⬤ **Bewertung**: Beobachten Sie, bei welcher der beiden Stellungen Sie die größere Blockade oder den größeren Schmerz verspüren.

Das Arkana

⬤ Die bequemste oder schmerzfreieste Stellung wird langsam gleichzeitig mit einer Ausatmung eingenommen. Anschließend praktiziert man, unter Beibehaltung dieser Stellung, fünfmal in Folge die spezifische Bauchatmung: „Nase-einat-men", Pause mit einem Anhalten des Atems für fünf Sekunden, „Mund-ausat-men" und Atmungspause für fünf Sekunden.

Abschließende Vergleichskontrolle

◉ Die abschließende Vergleichskontrolle ermöglicht die Überprüfung des Grades oder des Prozentsatzes der Verbesserung nach Abschluss der Übung. Man beobachtet, ob die anfängliche Blockade oder der anfängliche Schmerz gelindert wurde oder vollständig verschwunden ist. Bewerten Sie in Prozentpunkten.

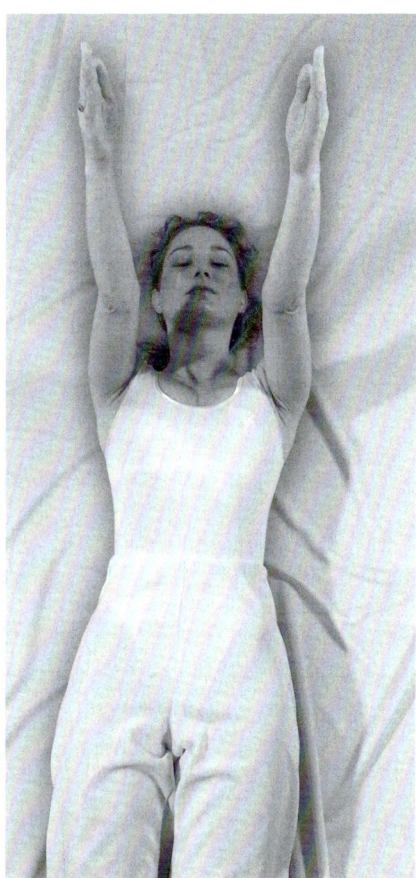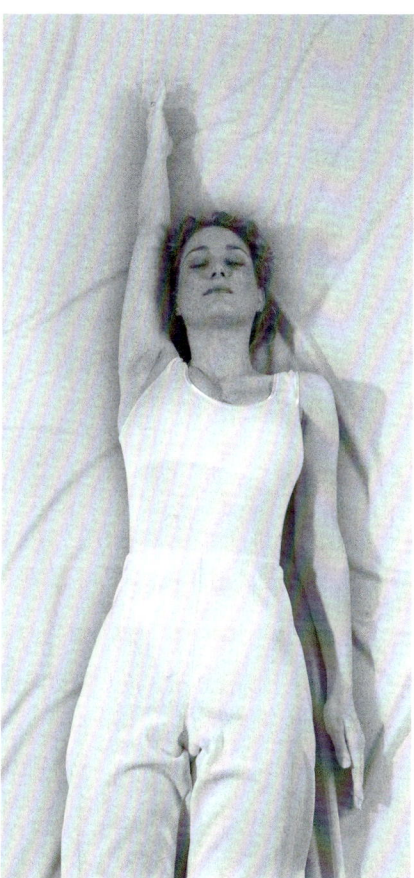

Erinnerungspunkte

● Die selbstregulierende körperliche und psychische Intelligenz ist vor allem während der Atmungspausen in Verbindung mit dem bewegungslosen Verharren in der Stellung aktiv.

● Die Verbindung von Atmungspause, Stille, Bewegungslosigkeit, Achtsamkeit und einer größtmöglichen Entspannung des Körpers bilden das Herz des Therapeutischen Arkanas.

● Die präzise und achtsame Ausführung der Übung immer auf der Seite mit den geringeren Schmerzen oder der geringeren Störung ermöglicht eine Übertragung der selbstregulierenden Wirkung

- von der gesunden auf die erkrankte Körperseite;
- vom behandelten Körperbereich auf den gesamten Körper;
- vom Körper auf die Psyche.

DAS ELLBOGENGELENK

Ellbogengelenk und psychische Haltung

Selbstausrichtung des Ellbogengelenks

Das Therapeutische Arkana des Ellbogengelenks

Ellbogengelenk und psychische Haltung

● Dieses Gelenk drückt allgemein die Art aus, wie wir unsere Arme öffnen und in Beziehung zu anderen treten, wie wir diese umarmen, wie wir „das Leben mit offenen Armen umfangen". Sind wir, aus welchen Gründen auch immer, dazu gezwungen, uns mit einer Handlung oder Aussage zurückzuhalten, blockieren wir unsere Ellbogen und Arme. Sagt man nicht von Menschen, die sich unbedingt durchsetzen wollen, dass sie „ihre Ellbogen einsetzen"? Das Einsetzen der Ellbogen dient auch dazu, sich Raum zu verschaffen. Kann man sich nicht den Raum schaffen, den man benötigt, bleiben die Emotionen, der Wille und die Energie in diesen Gelenken blockiert.

Selbstausrichtung des Ellbogengelenks

● Drücken Sie, den Ellbogen an den Oberschenkel gelegt, den Arm abwärts in eine gestreckte Haltung entlang des Beins.

● Sie können diese Übung auch gegen eine Wand gestützt ausführen, indem Sie den Arm abwärts in eine gestreckte Haltung entlang der Wand bewegen.

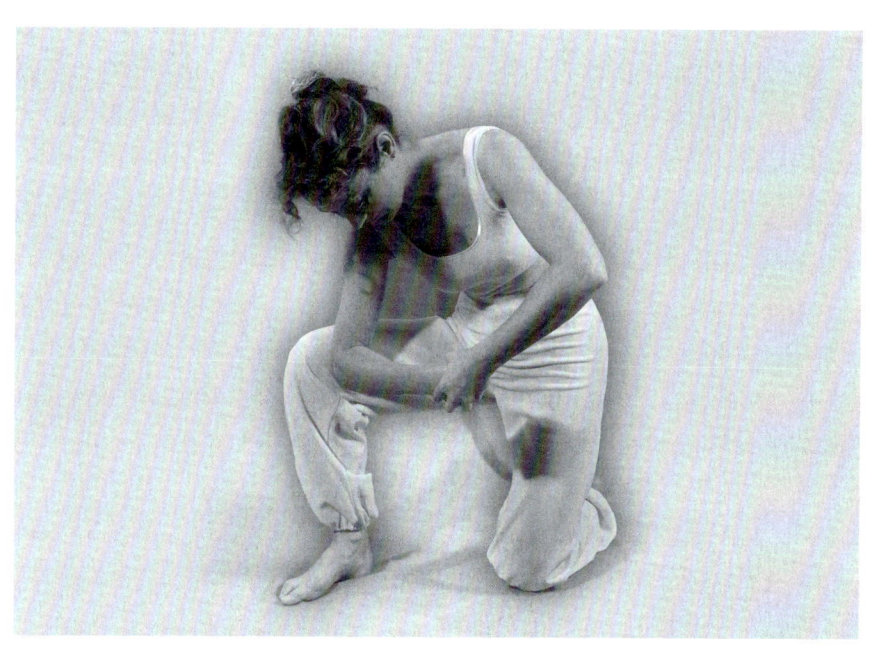

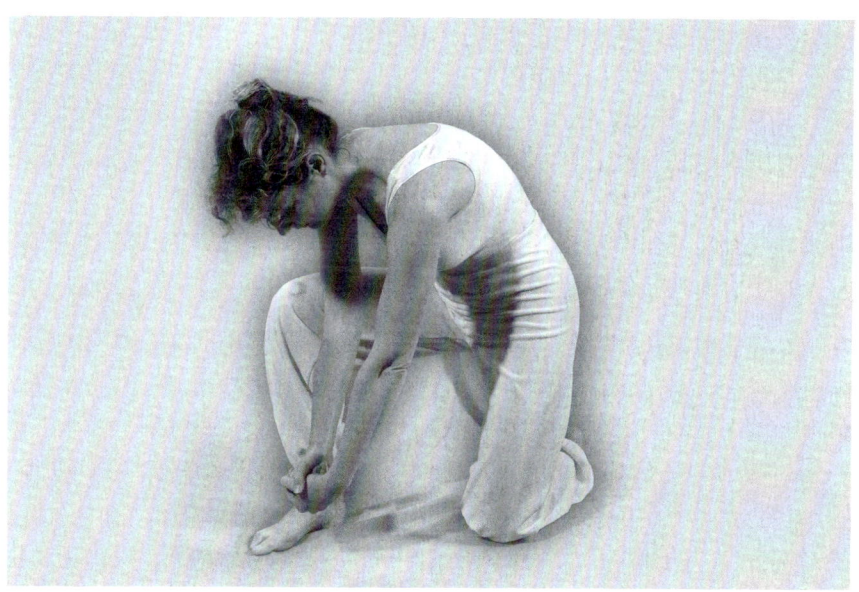

Das Therapeutische Arkana des Ellbogengelenks

Aufwärmkontrolle

● **Ausgangsposition:** Setzen Sie sich entspannt und mit gerader Wirbelsäule auf einen Hocker. Schieben Sie eine Hand in die Achsel des Arms mit dem schmerzenden Ellbogen.

● **Erste Stellung:** Der Arm befindet sich in einem Winkel von rund 20° zum Körper, die Handfläche weist nach vorne. Bewegen Sie aus dem Handgelenk die Hand so weit wie möglich nach außen. Bewegen Sie dabei nicht den restlichen Arm. Gehen Sie für zwei Sekunden zurück in die Ausgangsposition.

● **Zweite Stellung:** Bewegen Sie nun die Hand aus dem Handgelenk so weit wie möglich nach innen. Gehen Sie dann zurück in die Ausgangsposition.

● **Bewertung:** Beobachten Sie, bei welcher der beiden Stellungen Sie die größere Blockade oder den größeren Schmerz verspüren.

Das Arkana

● Die bequemste oder schmerzfreieste Stellung wird langsam gleichzeitig mit einer Ausatmung eingenommen. Anschließend praktiziert man, unter Beibehaltung dieser Stellung, fünfmal in Folge die spezifische Bauchatmung: „Nase-einat-men", Pause mit einem Anhalten des Atems für fünf Sekunden, „Mund-ausat-men" und Atmungspause für fünf Sekunden.

Abschließende Vergleichskontrolle

● Diese wird wie die Aufwärmkontrolle ausgeführt. Stellen Sie eigenständig das teilweise oder vollständige Verschwinden einer Störung oder eines Schmerzes fest. Bewerten Sie in Prozentpunkten.

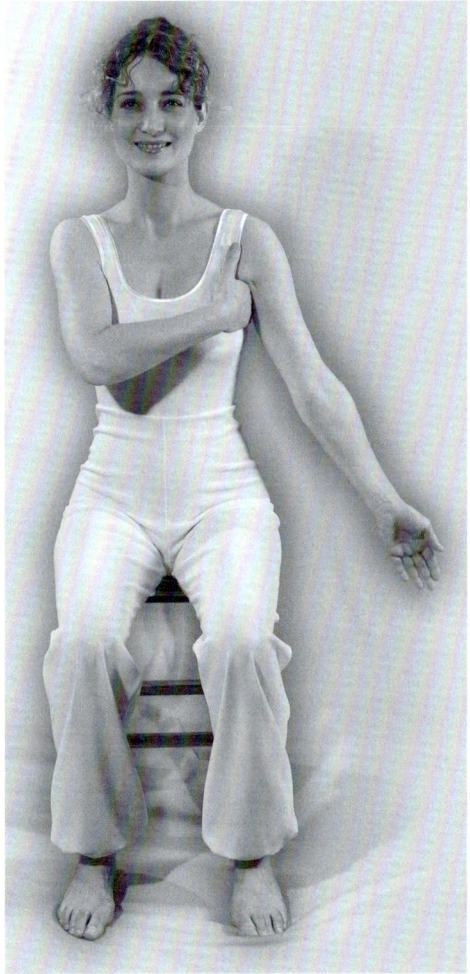

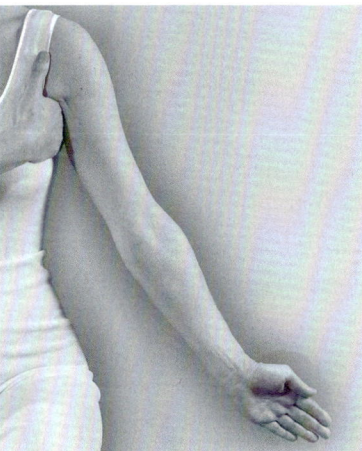

Erste Stellung

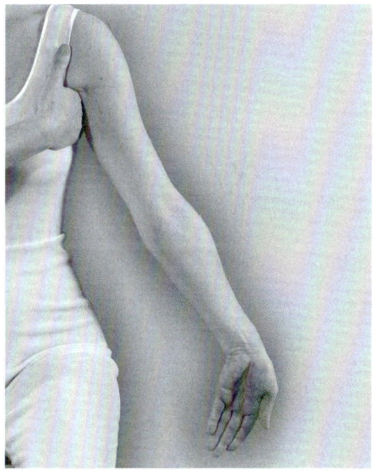

Ausgangsposition

Zweite Stellung

Erinnerungspunkte

● Das Therapeutische Arkana wirkt gleichzeitig auf Blockaden der Muskeln und Gelenke oder Wirbel, auf den Energiefluss sowie auf die Übertragung von Informationen über die Neurotransmitter ein.

● Wird das Therapeutische Arkana mit großer Konzentration ausgeführt, fördert es einen freier fließenden Energiekreislauf, der den gesamten Körper belebt und dynamisiert.

● Die auf den gesamten Körper gerichtete Achtsamkeit führt zu einer Ausführung jeder Bewegung mit Beteiligung des ganzen Körpers. Durch diese Achtsamkeit verleiht der Praktizierende seinen alltäglichen Bewegungen die Präzision, Effizienz und Anpassungsfähigkeit, die mit der Vermeidung von überflüssigen Spannungen einhergehen.

DAS HANDGELENK

Selbstausrichtung des Handgelenks

Das Therapeutische Arkana des Handgelenks

Selbstausrichtung des Handgelenks

● Beugen Sie, den Ellbogen mit der anderen Hand gegen den Oberschenkel gedrückt, langsam das Handgelenk, bis es einen Winkel von 90° zum Unterarm bildet.

● Bewegen Sie die Hand langsam zurück in einen Winkel von 180° zum Unterarm, und drücken Sie gleichzeitig mit der anderen Hand gegen das Handgelenk.

Erinnerungspunkte

● Die Selbstausrichtung der Gelenke ermöglicht eine Reduzierung von Mikroluxationen aufgrund einer falschen Körperhaltung oder eines repetitiven Bewegungsablaufs.

● Die Selbstausrichtung kann präventiv wie kurativ sein. Sie ermöglicht die schrittweise „Reparatur" von Fehlstellungen, die Wiederherstellung des Gleichgewichts der Muskelspannungen und die Heilung von Entzündungen.

● Die durch das Gelenk verlaufenden *Silsillas* (Meridiane), *Gefäße* und *Thymusnerv* finden ihre richtige Spannung wieder und bewirken dadurch eine bessere Funktion des Organs und der psychischen Facette, mit denen sie verbunden sind.

● Die Selbstausrichtung ermöglicht daher über ihre lokale Wirkung auf das Wirbelsegment hinaus auch eine globale, ausgleichende Wirkung auf den gesamten Organismus.

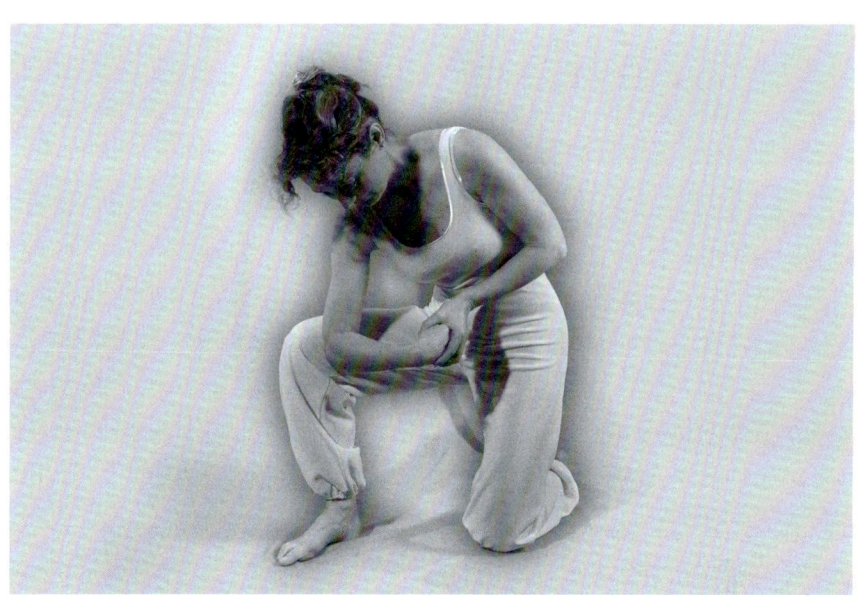

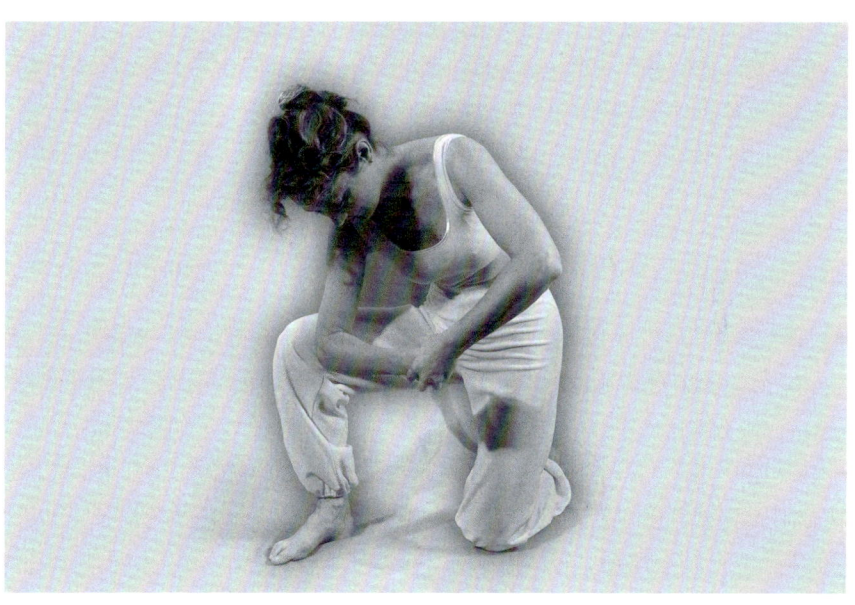

Das Therapeutische Arkana des Handgelenks

Aufwärmkontrolle

⬤ **Ausgangsposition:** Setzen Sie sich entspannt und mit gerader Wirbelsäule auf einen Hocker. Strecken Sie den Arm weit nach vorne. Die Hand bleibt entspannt. Stützen Sie den ausgestreckten Arm am Ellbogen mit der anderen Hand ab.

⬤ **Erste Stellung:** Beugen Sie die Hand aus dem Handgelenk, ohne zu forcieren, langsam so weit wie möglich nach oben. Gehen Sie dann für zwei Sekunden zurück in die Ausgangsposition.

⬤ **Zweite Stellung:** Beugen Sie die Hand nun aus dem Handgelenk, ohne zu forcieren, langsam so weit wie möglich nach unten. Gehen Sie zurück in die Ausgangsposition.

⬤ **Bewertung**: Beobachten Sie, bei welcher der beiden Stellungen Sie die größere Blockade oder den größeren Schmerz verspüren.

Das Arkana

⬤ Die bequemste oder schmerzfreieste Stellung wird langsam gleichzeitig mit einer Ausatmung eingenommen. Anschließend praktiziert man, unter Beibehaltung dieser Stellung, fünfmal in Folge die spezifische Bauchatmung: „Nase-einat-men", Pause mit einem Anhalten des Atems für fünf Sekunden, „Mund-ausat-men" und Atmungspause für fünf Sekunden.

Abschließende Vergleichskontrolle

⬤ Diese wird wie die Aufwärmkontrolle ausgeführt. Stellen Sie eigenständig das teilweise oder vollständige Verschwinden einer Störung oder eines Schmerzes fest. Bewerten Sie in Prozentpunkten.

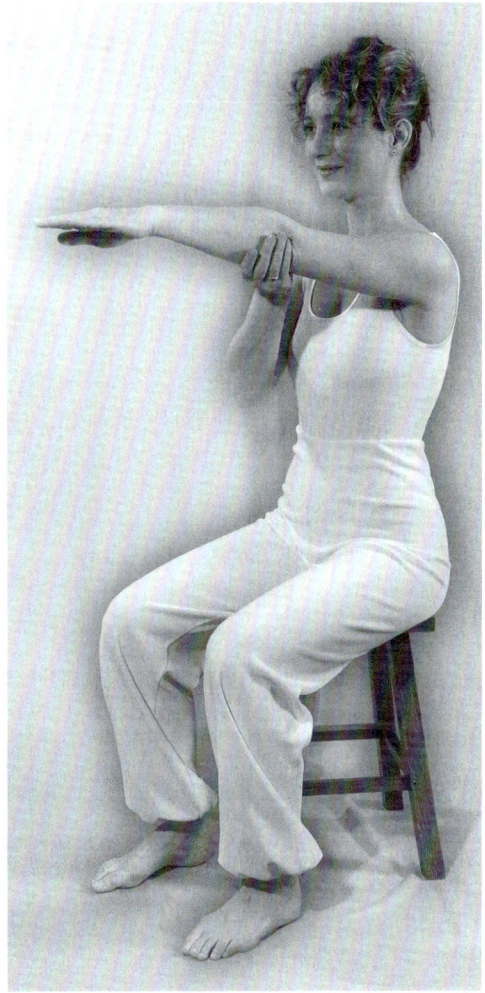
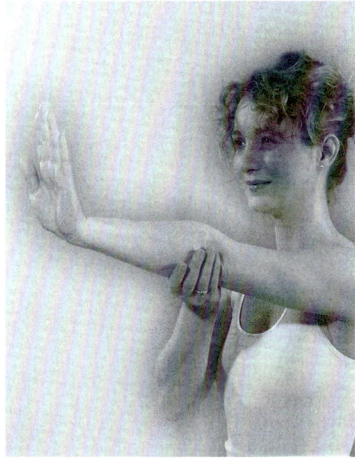
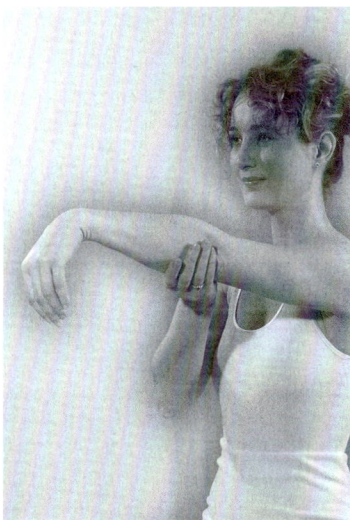

Das Therapeutische Arkana, eine Methode im Einklang mit der Weisheit des Körpers

● Diese Methode des geringsten Widerstandes des Therapeutischen Arkanas basiert auf der Tatsache, dass der Organismus während der Praxis des Arkanas auf einfache Weise lernt, auf seiner beschwerdefreien Seite besser zu funktionieren. Anschließend wendet er diese Schulung auf natürliche Weise auf seiner Seite mit der größten Erkrankung oder Störung an.

● Die häufig erstaunlichen Wirkungen der Praxis des Therapeutischen Arkanas basieren zum Großteil auf den Prinzipien der Informatik und Kybernetik.

Es verhält sich so, als würden die Techniken des Samadeva Informationen des Gleichgewichts, der Harmonie und der Gesundheit übertragen und der kybernetischen, selbstregulierenden Intelligenz des Organismus anschließend eine Aufzeichnung und Entschlüsselung dieser Informationen für die Übertragung auf die erkrankten Körperteile ermöglichen.

● Daraus erklärt sich, warum der Therapeutische Samadeva gleichzeitig auf die Psyche und den Körper einwirkt: Die Heilungsinformationen werden über die Körperstellungen an alle Organe und alle Körperzellen übermittelt, dann insbesondere durch spezifische Atemübungen an die emotionale Sphäre (Verbindung zwischen Atem und Emotion, wie beispielsweise in der Redewendung ausgedrückt, dass „einem der Atem stockt"!) und schließlich durch die Mobilisierung von Konzentration und Achtsamkeit an die Gedankensphäre. Die Derwische sagen vom Samadeva, er sei das Geheimnis der ewigen Jugend.

DIE FINGERGELENKE

Fingergelenke und psychische Haltung

Selbstausrichtung der Fingergelenke

Das Therapeutische Arkana der Hand

Fingergelenke und psychische Haltung

● Die Fingergelenke stehen gleichzeitig für das Geben und Nehmen. Sie repräsentieren außerdem unsere Kreativität sowie unsere Fähigkeit des freien Handelns.

● Probleme mit der Hand weisen häufig auf unsere Angst hin, unser Leben selbst in die Hände zu nehmen, oder auf unseren Unwillen, etwas in einer schwierigen oder unklaren Situation loszulassen. Wir haften emotional oder gedanklich an etwas an.

● Die Fingergelenke sind außerdem der Ort unserer Kreativität oder unseres Mangels an Kreativität, insbesondere in der Form, in der wir im Leben auf andere zugehen. Gehen wir auf andere mit ausreichendem „Fingerspitzengefühl", mit Feingefühl und Subtilität zu?

Selbstausrichtung der Fingergelenke

Alle Fingergelenke (und auch Zehengelenke) können jederzeit, aber immer sanft und ohne zu forcieren, selbst ausgerichtet werden.

● Beugen Sie den Finger oder Zeh bis zu einem Winkel von 90° an dem Gelenk, an dem Sie eine Blockade, Einschränkung oder einen Schmerz verspüren.

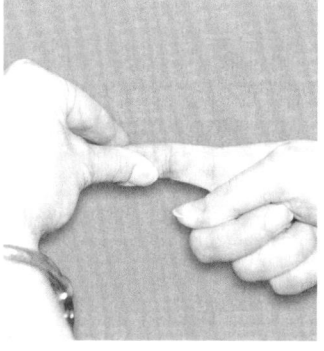

● Strecken Sie das Fingerglied langsam wieder, und streichen Sie gleichzeitig mit Daumen und Zeigefinger der anderen Hand in Richtung des Gelenks.

Das Therapeutische Arkana der Fingergelenke

Aufwärmkontrolle

Siehe Foto auf der folgenden Seite

⚪ **Ausgangsposition:** Setzen Sie sich entspannt und mit gerader Wirbelsäule auf einen Hocker. Bewegen Sie den Arm mit nach unten gerichteter Handfläche bis auf Brusthöhe in eine entspannte Position parallel zum Boden, winkeln Sie den Ellbogen an. Stützen Sie ihn mit der anderen Hand am Unterarm ab.

⚪ **Erste Stellung:** Heben Sie die Hand mit abgewinkeltem Daumen aus dem Handgelenk, ohne zu forcieren, so weit wie möglich an. Gehen Sie dann für zwei Sekunden zurück in die Ausgangsposition.

⚪ **Zweite Stellung:** Ballen Sie eine Faust, und gehen Sie zurück in die Ausgangsposition.

⚪ **Bewertung**: Beobachten Sie, bei welcher der beiden Stellungen Sie die größere Blockade oder den größeren Schmerz verspüren.

Das Arkana

⚪ Die bequemste oder schmerzfreieste Stellung wird langsam gleichzeitig mit einer Ausatmung eingenommen. Anschließend praktiziert man, unter Beibehaltung dieser Stellung, fünfmal in Folge die spezifische Bauchatmung: „Nase-einat-men", Pause mit einem Anhalten des Atems für fünf Sekunden, „Mund-ausat-men" und Atmungspause für fünf Sekunden.

Abschließende Vergleichskontrolle

⬤ Diese wird wie die Aufwärmkontrolle ausgeführt. Stellen Sie eigenständig das teilweise oder vollständige Verschwinden einer Störung oder eines Schmerzes fest. Bewerten Sie in Prozentpunkten.

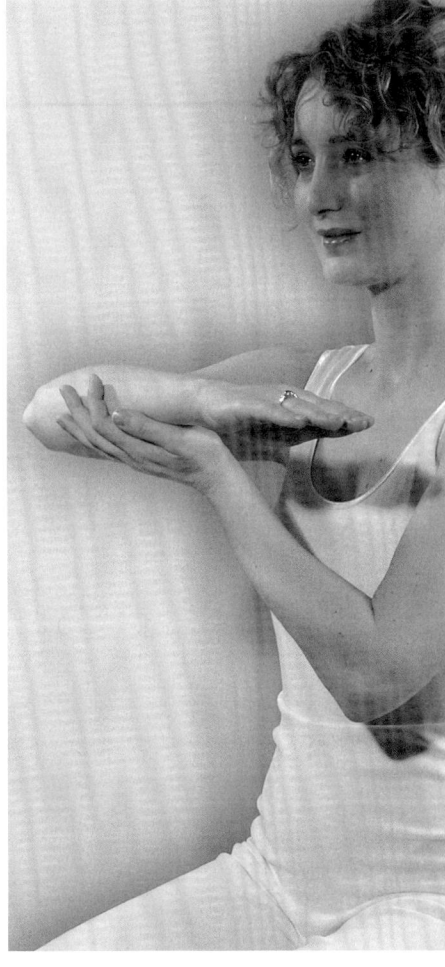

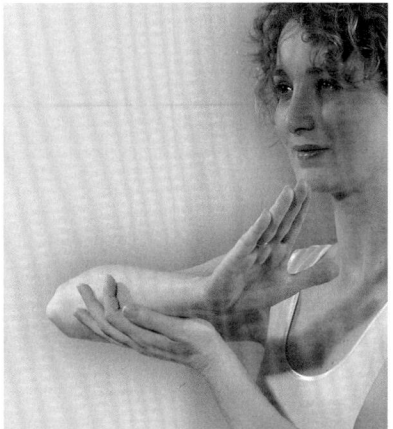

Erste Stellung

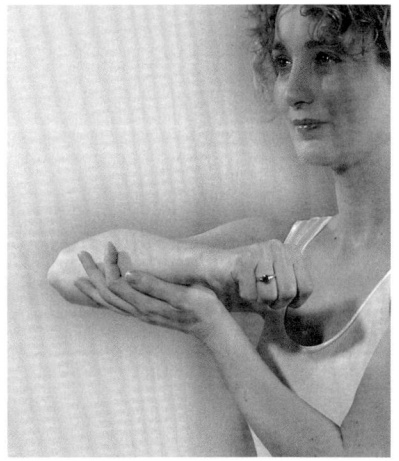

Ausgangsposition

Zweite Stellung

7

VERMEIDEN VON RÜCKENPROBLEMEN IM ALLTAGSLEBEN

EMPFOHLENE UND ZU VERMEIDENDE
KÖRPERHALTUNGEN UND BEWEGUNGSABLÄUFE

PRÄVENTION MIT DER EUPHONISCHEN TECHNIK
DURCH ACHTSAMKEIT

Vermeiden von Rückenschäden beim Einsteigen in ein Auto

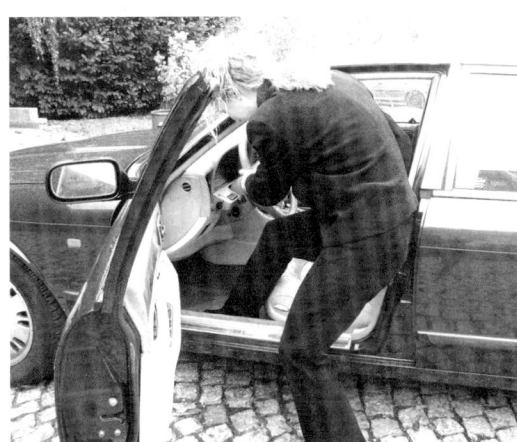

Falsche Körperhaltung

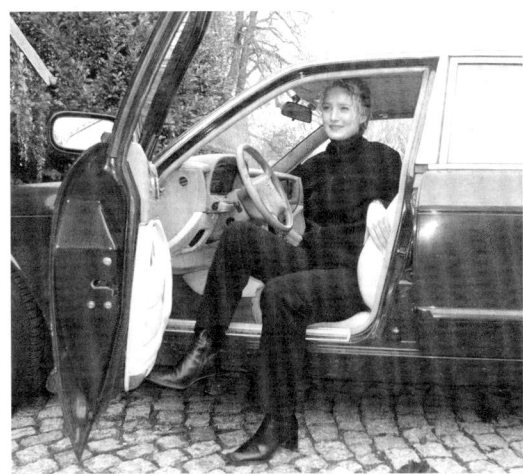

Richtige Körperhaltung

● Setzen Sie sich zuerst auf die Außenkante des Autositzes, stützen Sie sich mit den Armen auf dem Sitz ab, und schwenken Sie Ihre Beine in das Fahrzeuginnere. Halten Sie die Knie dabei so lange wie möglich geschlossen.

Vermeiden von Rückenschäden beim Anheben einer Last

Gestreckte Beine und runder Rücken:

falsche Körperhaltung

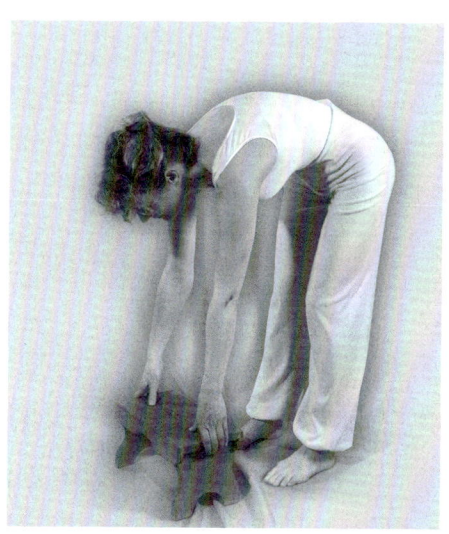

Gebeugte Knie und gerader Rücken:

richtige Körperhaltung

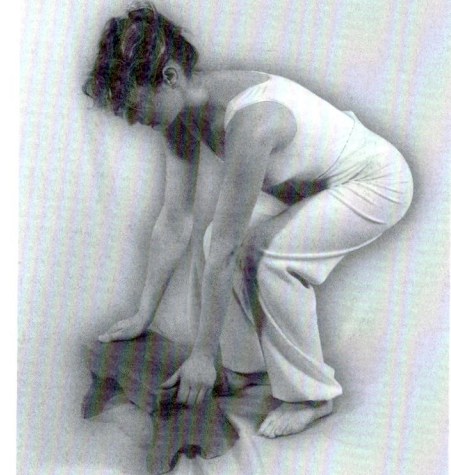

● Beugen Sie die Knie.

● Heben Sie die Last ohne Drehung der Wirbelsäule an.

● Tragen Sie die Last mit beiden Händen nahe am Körper.

Vermeiden von Rückenschäden beim Hinlegen und Aufstehen

1. Setzen Sie sich mit geschlossenen Füßen und Knien auf den Bettrand.

2. Stützen Sie sich, die Arme parallel zueinander, mit den Händen auf dem Bett ab, heben Sie beide Beine an, und legen Sie sie auf das Bett.

3. Lassen Sie für das Einnehmen einer liegenden Position den rechten Arm nach vorne gleiten, bis er auf dem Bett ruht. Der linke Arm verbleibt eng am Körper. Halten Sie die Knie angewinkelt und geschlossen.

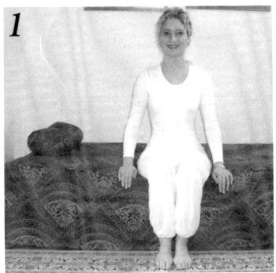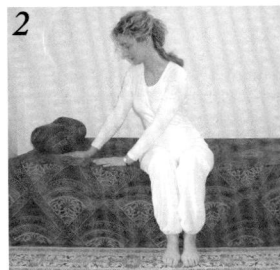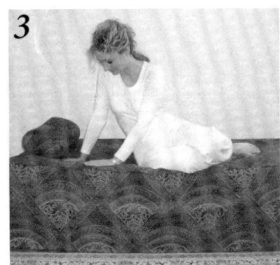

4. Drehen Sie den Oberkörper und die angewinkelten Beine, bis sich Rücken und Kopf in liegender Position befinden.

5. Nun können Sie Ihre Arme und Beine entspannen und Ihre bevorzugte Schlafstellung einnehmen.

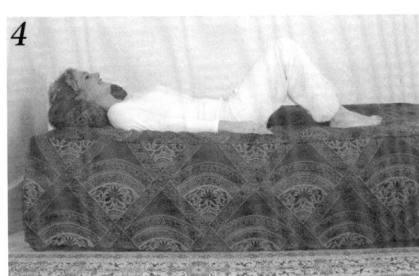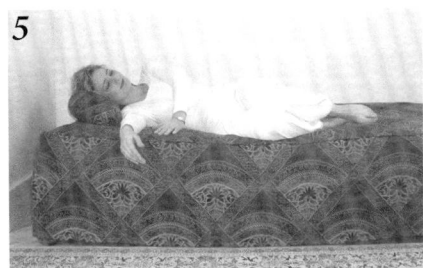

Vermeiden von Rückenschäden beim Binden von Schnürsenkeln oder anderen Schuhverschlüssen

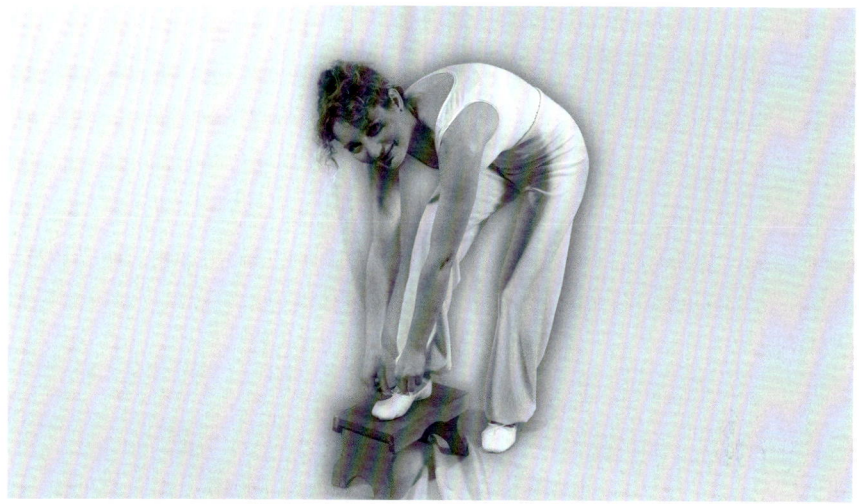

Falsche Körperhaltung: Vermeiden Sie ein Hinabgreifen über die Knie hinweg.

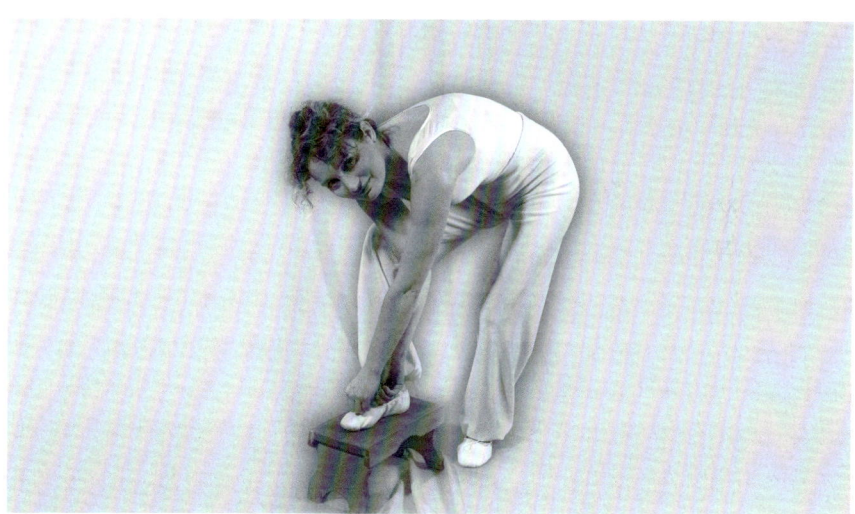

Richtige Körperhaltung: Greifen Sie zwischen die geöffneten Knie hindurch.

Prävention mit der Euphonischen Technik durch Achtsamkeit

Die tägliche Mobilisierung der Selbstheilungskräfte

● Die mit der Meditation verwandte Grundtechnik besteht darin, sich ruhig hinzusetzen und auf die Atmung zu achten. In einer zweiten Phase achtet man auf seine Schmerzgefühle, Emotionen und Gedanken, ohne diese abzulehnen. Man beobachtet einfach das, was da ist. Erstaunlich simpel?

● Diese Technik ermöglicht jedoch die Harmonisierung des vegetativen Nervensystems, des Generators aller Prozesse der Reparatur, Regeneration und Reinigung von allen durch lange Stressphasen induzierten Giften.
● Simpel, aber nicht angeboren. Diese Methode impliziert die Akzeptanz dessen, was ist: Schmerzen, Spannungen, Nervosität, des unendlichen Stroms von Gedanken, durch die Konzentration auf den eigenen Atem. Langsam stellen sich Ruhe und Entspannung als Anzeichen dafür ein, dass das System der Entspannung und Reparatur aktiviert wurde. Ansonsten bleiben wir im Aktionismus verfangen, in der Ablehnung dessen, was ist. Wir flüchten uns in Gedanken, deren wir uns nicht einmal bewusst sind.

● Die Praxis der Euphonischen Technik durch Achtsamkeit erfordert also eine Zeit des Lernens und ermöglicht später eine Lebenshaltung mit dem Reflex der parasympathischen Entspannung. Es handelt sich hier um eine Technik, mit der man den Prozess der Selbstheilung in Gang setzt. (Siehe auch Seite 77)

8

ANHANG

THERAPEUTISCHE INDIKATIONEN

LITERATUR

EIN ORT DER PRAXIS

Therapeutische Indikationen

Wichtiger Hinweis:

- Die Therapeutischen Arkanas (Übungen) werden immer ohne Forcierung und gemäß den präzisen Anleitungen ausgeführt.

- Die Übungen der Selbstausrichtung dürfen nicht ausgeführt werden bei einer kürzlich erlittenen Verletzung oder Entzündung sowie bei Schmerzen, die keiner präzisen ärztlichen Diagnose unterzogen wurden.

- Migräne, Kopfschmerzen: Therapeutisches Arkana der Halswirbel 1 (Seite 124)

- Verdauungsstörungen: Therapeutisches Arkana der Brustwirbel 3 (Seite 152)

- Schlaflosigkeit: Therapeutisches Arkana für die gesamte Wirbelsäule (Seite 187)

- Schwindelgefühle: Therapeutisches Arkana der Halswirbel 3 (Seite 132)

- Asthma, Beklemmung, Stress: Therapeutisches Arkana der Brustwirbel 1 (Seite 144) – Therapeutisches Arkana der Brustwirbel 2 (Seite 148)

- Konzentrations-/Gedächtnisstörungen: Therapeutisches Arkana der Halswirbel 2 (Seite 128).

- Angstzustände, Panikattacken, Beklemmung: Therapeutisches Arkana der Lendenwirbel 2 (Seite 166) – Therapeutisches Arkana des Brustkorbs (Seite 252)

- Blockade von Ohren, Nase, Augen: Therapeutisches Arkana der Halswirbel 3 (Seite 132)

- Einseitige Schmerzen: Therapeutisches Arkana des Kiefergelenks (Seite 240)

- Gesichtsneuralgie: Therapeutisches Arkana der Halswirbel 2 (Seite 128).

- Ohrenschmerzen/-geräusche: Therapeutisches Arkana der Halswirbel 2 (Seite 128) – Therapeutisches Arkana des Kiefergelenks (Seite 240)

- Zähne, Zahnfleisch: Therapeutisches Arkana der Halswirbel 2 (Seite 128) – Therapeutisches Arkana des Kiefergelenks (Seite 240)

- Chronische Erkältung: Therapeutisches Arkana der Halswirbel 3 (Seite 132)

- Torticollis, Nackensteife: Therapeutisches Arkana der Halswirbel 1 (Seite 124) – Therapeutisches Arkana der Halswirbel 3 (Seite 132) – Therapeutisches Arkana des Kiefergelenks (Seite 240)

- Ischias: Therapeutisches Arkana für die gesamte Wirbelsäule (Seite 187) – Therapeutisches Arkana der Lendenwirbel 3 (Seite 170) – Therapeutisches Arkana der Hüfe (Seite 108) – Vollständiges dynamisches Therapeutisches Arkana (Seite 194)

- Magen (Sodbrennen): Therapeutisches Arkana der Brustwirbel 3 (Seite 152)

- Diaphragma: Therapeutisches Arkana der Brustwirbel 1 (Seite 144) – Therapeutisches Arkana der Brustwirbel 2 (Seite 148)

- Bluthochdruck: Therapeutisches Arkana der Brustwirbel 3 (Seite 152)

- Hauterkrankungen (Ekzeme, Akne, Schuppenflechte): Therapeutisches Arkana der Brustwirbel 3 (Seite 152)

- Herzschmerzen, Herzrhythmusstörungen: Therapeutische Arkanas der Lendenwirbel 2 (Seites 166) – Therapeutisches Arkana des Brustkorbs (Seite 252)

- Beine (Durchblutungsstörungen, Krämpfe), kalte Füße: Therapeutisches Arkana der Lendenwirbel 3 (Seite 170). Geschwollene Beine und Füße: Therapeutisches Arkana der Lendenwirbel 3 (Seite 170)

- Durchblutung: Therapeutisches Arkana für die gesamte Wirbelsäule (Seite 187)

- Lumbago: Therapeutisches Arkana der Lendenwirbel 3 (Seite 170)

- Unterleib, Innenorgane: Therapeutisches Arkana des Beckens (Seite 180)

- Schwangerschaft: Therapeutisches Arkana der Lendenwirbel 2 (Seite 166)

- Verdauungstrakt: Therapeutische Arkanas der Brustwirbel 1, 2 und 3 (Seiten 144 bis 156)

- Verstopfung, Magenkrämpfe: Therapeutisches Arkana des Beckens (Seite 180) – Therapeutisches Arkana der Lendenwirbel 1 (Seite 162)

- Hormonsystem: Therapeutisches Arkana des Beckens (Seite 180)

- Immunsystem: Therapeutisches Arkana der Brustwirbel 3 (Seite 152)

- Nervensystem: Therapeutisches Arkana für die gesamte Wirbelsäule (Seite 187)

- Atmungssystem: Therapeutisches Arkana der Brustwirbel 1 (Seiten 144) – Therapeutisches Arkana der Brustwirbel 2 (Seite 148)

- Urogenitalsystem: Therapeutisches Arkana der Lendenwirbel 1 (Seite 162)

- Gesamte Wirbelsäule: Therapeutisches Arkana für die gesamte Wirbelsäule (Seite 187) – Vollständiges dynamisches Therapeutisches Arkana (Seite 194) – Dynamisches Sakrum-Becken-Arkana 1, Beidseitige Streckübung (Seite 178) – Therapeutisches Arkana der Lendenwirbel 2 (Seite 166) – Selbstausrichtung des Sprunggelenks (Seite 94), des Kniegelenks (Seite 96), der Hüfte (Seite 102) – Selbstausrichtung des Beckens, Sakrums und Steißbeins 2 (Seite 177)

- Tonus der Rückenmuskeln: Therapeutisches Arkana für die gesamte Wirbelsäule (Seite 187)

- Ungleiche Länge der unteren Gliedmaßen: Selbstausrichtung (auf der Seite des längeren Gliedmaßes) des Sprunggelenks (Seite 94), des Kniegelenks (Seite 96), der Hüfte (Seite 102)

- Verrenkung (Folgeerscheinungen): Selbstausrichtung und Therapeutische Arkanas des Sprunggelenks und der Zehengelenke (Seiten 94 bis 97)

- Halswirbel: Therapeutisches Arkana für die gesamte Wirbelsäule (Seite 187) – Selbstausrichtung der Halswirbel (Seiten 116 bis 123) – Therapeutische Arkanas der Halswirbel (Seiten 124 bis 136)

- Brustwirbel: Therapeutisches Arkana für die gesamte Wirbelsäule (Seite 187) – Selbstausrichtung der Brustwirbel (Seite 142 f.) – Therapeutische Arkanas der Brustwirbel (Seiten 144-156) – Selbstausrichtung und Therapeutisches Arkana des Brustkorbs (Seiten 250-254)

- Lendenwirbel: Therapeutisches Arkana für die gesamte Wirbelsäule (Seite 187 f.) – Selbstausrichtung der Lendenwirbel (Seite 160 f.) – Therapeutische Arkanas der Lendenwirbel (Seiten 162 bis 172) – Selbstausrichtung und Therapeutisches Arkana des Kiefergelenks (Seiten 239 bis 242)

- Becken, Sakrum, Steißbein: Therapeutisches Arkana für die gesamte Wirbelsäule (Seite 187) – Selbstausrichtung von Becken, Sakrum und Steißbein (Seiten 177 bis 179) – Dynamisches Becken-Sakrum-Arkana 1, Beidseitige Streckübung (Seiten 178 bis 180 f.) – Therapeutisches Arkana des Beckens (Seiten 178 bis 180 f.) - Dynamisches Becken-Sakrum-Arkana 2 (Seite 182 f.)

- Nacken, Hals: Therapeutisches Arkana des Beckens (Seite 180) – Therapeutisches Arkana der Lendenwirbel 2 (Seiten 166 bis 168) – Selbstausrichtung der Halswirbel (Seiten 116 bis 123) – Therapeutische Arkanas der Halswirbel 1, 2 und 3 (Seiten 124 bis 135)

- Brustkorb, Brustbein: Therapeutisches Arkana der Halswirbel 1 (Seiten 124 bis 127) – Therapeutisches Arkana der Halswirbel 3 (Seiten 132 bis 135) – Therapeutisches Arkana der Brustwirbel 2 (Seiten 148 bis 151) – Selbstausrichtung des Brustkorbs (Seite 250 f.) – Therapeutisches Arkana des Brustkorbs (Seite 252 f.)

- Rippen: Therapeutische Arkanas der Brustwirbel 1 und 2 (Seiten 144 bis 151)

- Hüften: Selbstausrichtung und Therapeutisches Arkana der Hüfte (Seiten 102 bis 110) – Therapeutisches Arkana des Kiefergelenks (Seite 240 f.)

- Kiefergelenk: Selbstausrichtung und Therapeutisches Arkana des Kiefergelenks (Seite 239 f.)

- Schultergelenk: Therapeutisches Arkana der Halswirbel 1 (Seiten 124 bis 127) – Therapeutisches Arkana der Halswirbel 2 (Seite 128) – Therapeutische Arkanas der Brustwirbel 1 und 2 (Seiten 144 bis 151) – Therapeutisches Arkana des Brustkorbs (Seite 252 f.) – Therapeutisches Arkana der Lendenwirbel 2 (Seiten 166 bis 168) – Therapeutisches Arkana des Ellbogengelenks (Seite 258 f.) – Selbstausrichtung des Schultergelenks (Seiten 244 bis 245) – Therapeutisches Arkana des Schultergelenks (Seiten 246 bis 248)

- Schulterblatt: Therapeutische Arkanas der Brustwirbel 1 und 2 (Seiten 144 bis 151)

- Kniegelenk: Therapeutisches Arkana der Lendenwirbel 3 (Seiten 170 bis 172) – Selbstausrichtung und Therapeutisches Arkana des Kniegelenks (Seiten 96 bis 101)

- Sprunggelenk: Selbstausrichtung und Therapeutische Arkanas des Sprunggelenks und der Zehengelenke (Seiten 94 bis 97) – Therapeutisches Arkana der Hüfte (Seiten 108 bis 110) – Therapeutisches Arkana des Kniegelenks (Seiten 98 bis 101)

- Ellbogengelenk: Selbstausrichtung und Therapeutisches Arkana des Ellbogengelenks (Seiten 256 bis 259) – Therapeutisches Arkana des Schultergelenks (Seiten 246 bis 248)

- Handgelenk: Selbstausrichtung und Therapeutisches Arkana des Handgelenks (Seiten 262 bis 265) – Therapeutisches Arkana des Schultergelenks (Seiten 246 bis 248) – Therapeutisches Arkana des Ellbogengelenks (Seiten 258 bis 259)

- Hände und Fingergelenke: Selbstausrichtung und Therapeutische Arkanas des Ellbogengelenks (Seiten 256 bis 259), des Handgelenks (Seiten 262 bis 265) und der Fingergelenke (Seite 269 f.)

Literatur

Quellen der Derwische

- S. DIWALD, *Arabische Philosophie und Wissenschaft in der Enzyklopädie Kitab Ihwan-as Safa*
- S. DIWALD, *Die Lehre von Seele und Intellekt, Otto Karrassouwits,* Wiesbaden, 1975

Daoistische Quellen

- A. PFIZMARIER, *Die Taolehre des Wahren Menschen,* Sitzberg, Wien, 1869
- R. WILHELM, *Lao Tse und der Taoïsmus,* Frommanns KI, Stuttgart, 1923
- LIANG KUSI CHIANG, *Die Leibesübungen im alten China*
- *Chinesische Atemlehre und Gymnastik,* Haug, Freiburg, 1961

Weitere Quellen

- F. BAUMGARTL, G. THIEMEL, *Untersuchungen der Kniegelenke,* Georg Thieme, 1993
- G. DAHMEN (Hrsg.), *Tiefsitzender Rückenschmerz,* Ciba-Geigy, 1994
- F. DEHLER, S. KUBALEK-SCHRÖDER, *Funktionsabhängige Beschwerdebilder des Bewegungssystems – Brügger Therapie nach dem Murnauer Konzept,* Springer Verlag, 2003
- DEUTSCHE GESELLSCHAFT für Orthopädie und Traumatologie/Berufsverband der Ärzte für Orthopädie (Hrsg.), *Leitlinien der Orthopädie,* Deutscher Ärzte-Verlag, 1999
- M. FELDENKRAIS, *Bewusstheit durch Bewegung,* Suhrkamp, 1996
- M. FELDENKRAIS, *Das starke Selbst-Anleitung zur Spontaneität,* Suhrkamp 1992,

H. FLEIG, *Heilen über die Wirbelsäule,* Verlag mit Schulungszentrum für Wirbelsäulentherapie, Wehr, Deutschland

G. FLEMMING, *Die Methode Dorn – Eine sanfte Wirbel- und Gelenktherapie*, Aurum, 2001

GESUNDHEITSBERICHT der Bundesrepublik Deutschland, 1998

M. GRAULICH, *Wunder dauern etwas länger*, Margaretten Verlag, Ottobeuren, 1998

H. GREISSING, A. ZILLO, *Zilgrei gegen Rückenschmerzen – Selbstbehandlung durch eine einfache Haltungs- und Atemtherapie,* Mosaik Verlag, München, 1991

H. GREISSING, A. ZILLO, *Zilgrei*, Mosaik Verlag, München,, 1991

A. HÜTHER-BECKER, H. SCHEWE, W. HEIPERTZ, *Physiotherapie* (Bd. 6), Georg Thieme, 1996

I.A. KAPANDJI, *Funktionelle Anatomie der Gelenke* (Bd. 1 – 3), Hippokrates, 2001

K. KUNSCH, S. KUNSCH, *Der Mensch in Zahlen*, Spektrum, 2000

K. LEWITT, *Manuelle Medizin,* Barth 1997

B. MUSCHINSKY, *Massagelehre in Theorie und Praxis*, Gustav Fischer, 1992

F.H. NETTER, *Farbatlanten der Medizin* (Bd. 7), Georg Thieme, 1992

P.A.F.H. RENSTRÖM (Hrsg.), *Sportverletzungen und Überlastungsschäden – Prävention, Therapie, Rehabilitation*, Deutscher Ärzte-Verlag, 1997

I. ROLF, *Rolfing – Strukturelle Integration*, Hugendubel, 1997

J. SACHSE (Hrsg.), *Massage, Grundlage und Indikationen – Befundgerechte Massagedurchführung nach Anneliese Hamann*, Ullstein Mosby, 1992

H. SCHNEIDER, R. STEININGER, *Akupunktur-Massage*, Irisana-Verlag, München, 2001

I.S. SMILLIE, *Kniegelenkverletzungen*, Enke, 1985

J. SOBATTA, *Atlas der Anatomie des Menschen* (Bd. 1 u. 2), Urban und Schwarzenberg, 1993

J. VALL (Hrsg.), *Handbuch Sporttraumatologie, Sportorthopädie – Funktionelle Anatomie, Diagnostik, Therapie,* Barth, 1995

- J. WEINECK, *Sportanatomie,* Perimed-Spitta, Medizinische Verlagsgesellschaft, 1993

- D. WESSINGHAGE, I. LEEB, *Ärztlicher Ratgeber Arthrose,* Wort & Bild, 2000

- D. WINKEL (Hrsg.), *Das Sakroiliakalgelenk,* Gustav Fischer, 1992

- C.J. WIRTH, M. JÄGER, M. KOLB, *Die komplexe vordere Knie-Instabilität,* Georg Thieme, 1984

- WOHLFEIL, *Handbuch zur sanften, manuellen Hilfe für Rücken und Gelenke,* Deutscher Spurbuch-Verlag, Baunach, 2000

Weitere Werke des Autors

- **Idris Lahore, Ennea Tess Griffith, Emma Thyloch, *Das Geheimnis der ewigen Jugend der Derwische – Einführung in die 7 höheren Arkanas, ViaNova 2008***

Audiovisuelle Veröffentlichungen

- **DVD: Idris Lahore, Ennea Tess Griffith, Emma Thyloch, *Das Geheimnis der ewigen Jugend der Derwische – Einführung in die 7 höheren Arkanas (ca. 70 Min.), ViaNova 2008***

Ein Ort der Praxis

Die von Idris Lahore gegründete Libre Université du Samadeva (Freie Universität des Samadeva) veranstaltet jährliche Ausbildungs- und Praktikantenkurse sowie Fachkongresse:

- Gelenktherapie
- Energietherapie über die Meridiane
- Yoga der Derwische (Euphonische Gestik des Samadeva)
- Tibetisches Lu-Yong
- Nadi Yoga und Energetisches Samadeva-Ayurveda
- Euphonische *Hakim*-Berührung des Rückens
- Psychologie des Enneagramms
- Energetische Psychologie
- Familien- und Systemaufstellungen

Libre Université du Samadeva
34, rue du Wittertalhof
F-67 140 Le Hohwald

Tel. +33 3 880 831 31
E-Mail: info@libre-universite-samadeva.com
Internet: www.libre-universite-samadeva.com

In der Region sind Lehrer des Yoga der Derwische und auf die Praxis der Selbstausrichtung der Gelenke und der Therapeutischen Arkanas sowie die oben genannten Gebiete spezialisierte praktizierende Euphonisten tätig. Wenden Sie sich für alle Informationen an die Libre Université du Samadeva.

Weitere Bücher aus dem Verlag Via Nova:

Das Geheimnis der ewigen Jugend der Derwische
Einführung in die 7 höheren Arkanas
Ein Praxisbuch / Idris Lahore – Ennea Tess Griffith – Emma Thyloch

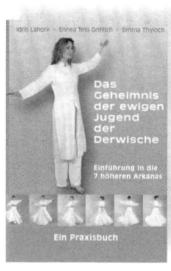

Hardcover, 208 Seiten, über 250 farbige Fotos, ISBN 978-3-86616-075-0
DVD, Laufzeit 70 Minuten, ISBN 978-3-86616-122-1

Die Kunst, die Philosophie und die Wissenschaft der Bewegungen der sieben höheren Arkanas werden von Derwischen in ihren geheimen Bruderschaften seit undenklichen Zeiten praktiziert. Die Kunst der Bewegungen des Samadeva steht sowohl dem Yoga als auch dem Tai Chi Chuan und dem Tanz nahe. In diesem Buch werden die sieben grundlegenden Arkanas, die von den Derwischen auch „Übungen der Verjüngung" genannt werden, dargestellt. Sie sind sehr einfach und dennoch außerordentlich belebend.

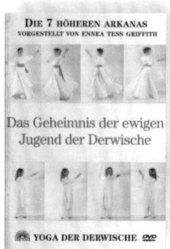

Sie kräftigen den Körper und schenken ihm Gesundheit, Energie, Beweglichkeit und Entspannung. Sie bringen die Psyche ins Gleichgewicht, verlangsamen den Alterungsprozess, erneuern den Geist und lassen ihn klarer und lebendiger werden. Diese wirklich bemerkenswerten Übungen harmonisieren und stimulieren unsere körperlichen, emotionalen und mentalen Kräfte, und sie helfen uns, den Situationen des Alltags gelassener, fröhlicher und kreativer zu begegnen. Anhand zahlreicher Detailphotos werden die Übungen im vorliegenden Buch sowohl einfach als auch wirkungsvoll beschrieben.

Jin Shin Jyutsu – Die Heilkraft liegt in Dir
Leben in Gesundheit, Freude und Fülle
Tina Stümpfig-Rüdisser

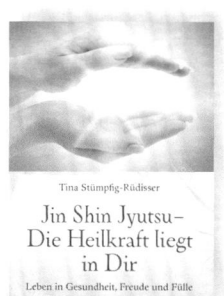

Paperback, 176 Seiten, 100 vierfarbige Fotos, 35 Grafiken,
18 Tabellen, ISBN 978-3-86616-151-1

Jin Shin Jyutsu (wörtlich übersetzt: die Kunst des Schöpfers durch den mitfühlenden Menschen) ist eine mehrere tausend Jahre alte Kunst zur Harmonisierung der Lebensenergie im Körper, eine Verbindung von spiritueller Lehre und praktischer Geist-Seele-Körper-Arbeit. In diesem Buch stellt die Autorin eine einfache, für jeden anwendbare Methode vor, mit Hilfe der eigenen Hände, des Atmens und des bewussten Denkens die Energien im Körper in eine harmonische Strömung und Schwingung zu versetzen, die es ermöglicht, Energieblockaden im Körper und verhärtete Muster und Glaubenssätze aufzulösen. Übungen mit anregenden, kraftvollen Affirmationen, ein 26-Wochen-Programm, viele Fotos, Abbildungen und genaue Hinweise fördern die Anwendung.

Heilquelle Yoga
Yogatherapie-Übungen gegen Schmerzen im unteren Rücken
Remo Rittiner

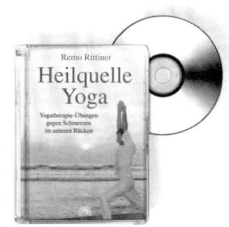

DVD, Laufzeit 52 Minuten, ISBN 978-3-86616-054-5

Die Wirbelsäule ist der Zauberstab des Lebens. Der untere Rücken gehört zu den schmerzanfälligsten Körperzonen. Gemäß vielen publizierten Statistiken leidet in Europa jede dritte Person an Schmerzen im unteren Rücken. Viele Menschen sind täglich von chronischen Rückenschmerzen betroffen. Der therapeutische Yoga besitzt seit Jahrhunderten eine erprobte Heilkraft auch bei der Lösung von Rückenbeschwerden. Auf dieser DVD stellt Ihnen der bekannte Yogatherapeut Remo Rittiner einfache und wirksame Yogaübungen zur Lösung von Rückenschmerzen vor. Die zwei Yogaprogramme basieren auf seiner langjährigen Erfahrung als Yogatherapeut mit zahlreichen Menschen mit Rückenschmerzen. Ayur Yogatherapie basiert auf den Grundprinzipien der Yogatradition von T. Krishnamacharya aus Indien und integriert dabei Übungen aus der Muskelfunktionstherapie. Diese Programme sind so einfach gestaltet, dass auch Menschen ohne Yogaerfahrungen die Übungen gut ausführen können.

Das große Yoga-Therapiebuch
Yogapraxis für die Gesundheit und einen klaren Geist
Vorwort von Rüdiger Dahlke
Remo Rittiner

Paperback, 200 Seiten, 400 Fotos, ISBN 978-3-86616-149-8

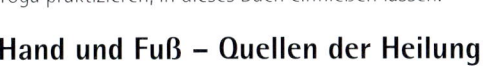

Das Buch basiert auf den Grundprinzipien der Yogatradition des Yogameisters T. Krishnamacharya und seines Schülers A.G. Mohan sowie auf den neuesten Erkenntnissen der westlichen Anatomielehre. Es ist klar und verständlich geschrieben und eignet sich sowohl für AnfängerInnen als auch für fortgeschrittene Yogaübende, die sich für das große Heilungspotential der Yogatherapie interessieren. Remo Rittiner hat seine langjährige Erfahrung mit zahlreichen Menschen, die regelmäßig unter seiner Anleitung Yoga praktizieren, in dieses Buch einfließen lassen.

Hand und Fuß – Quellen der Heilung
Eine völlig neuartige Reflexzonen-Massage
Friedrich Butzbach

Paperback, 192 Seiten, 70 Grafiken und Zeichnungen, ISBN 978-3-86616-138-2

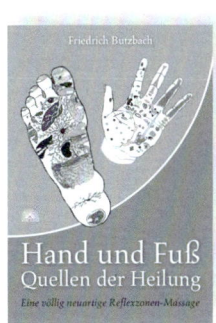

In einer über dreißigjährigen Praxis erwuchsen dem Autor neue Erkenntnisse der Fußreflexzonenmassage, besonders an den großen Zehen. Er fand hier über 40 Reflexpunkte der Hirnreflexe, über die schnellere und intensivere Reaktionen ablaufen. Dazu kommen noch rund 20 neu gefundene Reflexpunkte, die zum Beispiel den Augeninnendruck, Herpes und Gürtelrose, hohen Blutdruck, Herzbeschwerden, Asthma oder Zahnschmerzen sehr schnell und effektiv positiv beeinflussen. Die Massage eines von ihm gefundenen Reflexpunkts kann selbst sehr alte Schockerlebnisse aus dem Unterbewusstsein in das Bewusstsein bringen und die dadurch entstandenen Belastungen und Blockaden abbauen. Genaue Beschreibungen und viele Skizzen und Schaubilder machen nicht nur die Lokalisierung der Reflexpunkte und die Art der jeweils erforderlichen Massage klar, sondern sind vom Autor auch ausdrücklich als Möglichkeit zur Selbsthilfe für sich und vor allem zur Anwendung bei Kindern gedacht.

Medizin für die Seele
Lebens- und Seelenkräfte im Alltag mobilisieren
Prof. Franz Decker

Paperback, 224 Seiten, 32 Grafiken, ISBN 978-3-86616-115-3

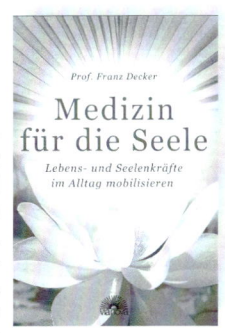

Für viele Menschen ist es heute sehr schwierig, den Herausforderungen des Alltags in unserer komplexen, schnelllebigen Welt gerecht zu werden, das eigene Leben selbstverantwortlich zu gestalten und sinnvoll und erfüllt zu leben. Prof. Franz Decker zeigt in seinem Buch diese Probleme auf, aber auch Möglichkeiten, die „Überlebenskräfte", die unerschöpflichen Kraftquellen der Seele und des Geistes, zu wecken und zu entwickeln, um in seelischem Gleichgewicht, mit Freude, Gelassenheit, Mut und Zuversicht das Leben zu bestehen. Das Buch erwuchs aus eigener Erfahrung und basiert auf den neuesten Erkenntnissen, dass durch eine entsprechende Neuorientierung und Seelenprogrammierung ein erfülltes und ausgeglichenes Leben möglich ist. Beispiele veranschaulichen und überzeugen. Es bietet sehr einprägsam ein Programm zur Förderung der Lebens- und Seelenkräfte im Alltag sowie Übungen zur Entspannung, Besinnung, Meditation, mentalen Lebensänderung und emotionalen Stabilisierung.

Gesund und leistungsfähig durch Ayurveda im Sport
Der ideale Sport für jeden Typ / Dr. med. Detlef Grunert

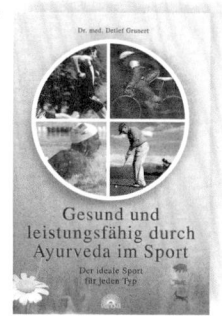

Paperback, 232 Seiten, 108 Fotos, 32 Grafiken, ISBN 978-3-86616-041-5

Sie werden sich sicher fragen: Was hat Sport mit Ayurveda zu tun? Welchen Nutzen habe ich persönlich für mich, meine Gesundheit, mein Wohlbefinden und meine Leistungsfähigkeit, wenn ich mich mit Sport und Ayurveda beschäftige? Habe ich als Leistungssportler einen Vorteil, wenn ich nach „ayurvedischen Richtlinien" trainiere? Diese und viele andere Fragen werden in diesem Buch beantwortet. Dabei wird das Wissen der modernen Sportmedizin mit dem Wissen von Ayurveda verbunden. Das Wissen dieser Jahrtausende alten Wissenschaft vom Leben ist höchst modern und aktuell. Es wird von vielen Menschen bereits bewusst oder unbewusst genutzt. Auch bekannte und erfolgreiche Hochleistungssportler wie z. B. die Biathletin Martina Glagow kennen die Vorzüge der ayurvedischen Denk-weise und erweitern ihre Möglichkeiten mit Hilfe von Ayurveda! Das Ziel von Ayurveda ist ein langes, erfolgreiches Leben bei körperlichem und seelischen Wohlbefinden, bestmöglicher Gesundheit und hoher Leistungsfähigkeit. Ob Sie gesundheitsorientierten Sport betreiben oder Leistungssportler sind – dies sind sicher auch Ihre Ziele.

Gesundheit „selbst gemacht"
Wie Sie ohne fremde Hilfe mit Meridianklopfen und anderen nützlichen Methoden Ihr Wohlbefinden steigern
Verena Stollnberger

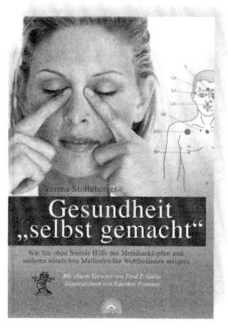

Paperback, 256 Seiten, ISBN 978-3-86616-040-8

Meridiane sind Energiebahnen im menschlichen Körper, die durchlässig sein müssen, oft aber blockiert sind und den Fluss der Energie verhindern. Die daraus entstehenden Störungen im Energiesystem können zu psychischen wie körperlichen Erkrankungen führen. Mit Hilfe geeigneter Methoden lassen sich die Meridiane für das Fließen der Energie öffnen und offen halten. Dazu gehört auch das Meridianklopfen, das sich hervorragend für die Selbstanwendung eignet.
Verena Stollnberger stellt diese Therapieform in ihrem praktischen, flüssig geschriebenen Buch überzeugend in jeweils zwei Schritten vor. Ihre Spielfigur ist der pfiffige Meridianus, der auf witzige Art und Weise, die schon für ältere Kinder verständlich ist, Neugier erweckt. Darauf folgt eine ausführliche, exakte und sachliche Beschreibung verschiedener Methoden des Meridianklopfens in Wort und Bild, die sich in die verschiedenen Anwendungsbereiche gliedert. Die eigentlichen Übungskapitel schließt ein knapper, stichwortartiger Kurzablauf in der Art eines Merkzettels ab. Damit gibt die Autorin dem Leser ein Werkzeug in die Hand, das auch bei hartnäckigen und chronischen Symptomen Selbstheilungsprozesse in Gang setzen kann.

Sprechstunde mit dem inneren Arzt
Wecke die Heilkräfte in dir selbst / Matt Galan Abend

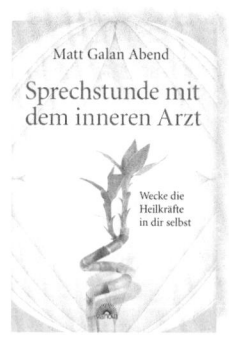

Hardcover, 160 Seiten, ISBN 978-3-86616-071-2

Dieses Buch ist vor allem für Laien geschrieben und erklärt in verständlicher Sprache, wie typische Verhaltensmuster zu ebenso typischen Krankheitsbildern, zu sogenannten Zivilisationskrankheiten führen wie Rückenbeschwerden, Tinnitus, Stress-Syndrom, Bluthochdruck, Sexualstörungen u. a. Der Autor beleuchtet auch den psychischen Hintergrund. Sein Modell der 5 Ebenen beweist, dass eine Erkrankung immer den ganzen Menschen betrifft. Aber wie wir uns selbst krank machen, können wir uns auch selbst wieder gesund machen.Wir können die Gesundheit unserer unbegrenzten Geistebene auch auf unsere begrenzte körperliche Materie übertragen, indem wir uns unserer eigenen Kraft, heilsamer und unheilsamer Energiefelder bewusst werden, die Erkrankung als Aufgabe annehmen und die richtigen Techniken anwenden. An praktischen Beispielen wird erklärt, wie wir uns selbst testen können, ob Medikamente uns nützen oder schaden, wie wir die Wirkung medizinischer Therapien beträchtlich steigern und vermeiden können, dass eine Krankheit chronisch wird.